U0396509

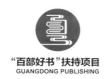

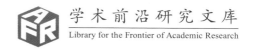

学术前沿研究文库
Library for the Frontier of Academic Research

电活性生物材料表界面研究

Research on the Surface and Interface of Electroactive Biomaterials

宁成云◎著

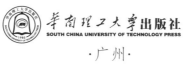

华南理工大学出版社
SOUTH CHINA UNIVERSITY OF TECHNOLOGY PRESS
·广州·

图书在版编目(CIP)数据

电活性生物材料表界面研究/宁成云著. —广州:华南理工大学出版社,2020. 6
(学术前沿研究文库)
ISBN 978 – 7 – 5623 – 6190 – 9

Ⅰ.①电…　Ⅱ.①宁…　Ⅲ.①生物材料 – 研究　Ⅳ.①R318.08

中国版本图书馆 CIP 数据核字(2020)第 002993 号

电活性生物材料表界面研究

宁成云　著

出 版 人:卢家明

出版发行:华南理工大学出版社

　　　　(广州五山华南理工大学 17 号楼,邮编 510640)

　　　　http://www. scutpress. com. cn　E-mail:scutc13@ scut. edu. cn

　　　　营销部电话:020 – 87113487　87111048 (传真)

责任编辑:袁　泽

责任校对:梁樱雯

印 刷 者:广州市新怡印务有限公司

开　　本:787mm×960mm　1/16　印张:9.5　字数:200 千

版　　次:2020 年 6 月第 1 版　2020 年 6 月第 1 次印刷

定　　价:88.00 元

学术前沿研究文库

编审委员会

目 录

1 绪论

1.1 引言

电活性生物材料是在电信号作用下能改变其理化特性或者在外界刺激作用下产生电信号的一类生物医学材料。电活性生物材料作为新一代生物材料，可以将电、电化学和力电信号直接传递给细胞和组织。电活性生物材料引起了生物医学领域研究人员的极大关注。与离子物质和大分子的运输相关的电磁场在各种组织(如心脏、肌肉、神经和皮肤)的许多生物过程中起着重要作用，如促进血管生成、细胞分裂、细胞信号传导、神经生长、胚胎发育和伤口愈合。

电活性生物材料主要包括压电特性生物材料、导电特性生物材料、半导体特性生物材料和电活性复合生物材料等。压电特性生物材料允许通过材料形变传递电刺激，而不需要外部电源，尤其适合作为组织工程支架。导电特性生物材料需要通过外加电源来实现电刺激的控制，通过调整合成途径和条件以及合成过程中的纳米结构来调控其化学、电学和物理性能，以满足其生物应用的特定需要。半导体特性生物材料是一种从绝缘体至导体之间的生物材料。电活性复合生物材料是指含有一种或多种电活性材料成分的生物复合材料。

表界面是由一个相到另一个相的过渡区域。物理学意义的表界面是厚度约为几个分子的准三维区域，而材料科学研究的表界面囊括表面作用及与作用过程相关的所有区域。本体相是宏观的，其组成和结构相对比较均匀和简单；界面相是亚微观的，其结构和组成极其复杂。

电活性生物材料表界面是电活性生物材料与蛋白、细胞或生物组织相互作用的区域，具有独特的功能特性和界面效应。电活性生物材料表界面主要通过化学组成、拓扑结构和电学特性影响其与生物分子以及细胞之间的相互作用。细胞的生存与功能的发挥依赖于其所处的化学微环境和电学微环境。其中液相中的营养物质、代谢产物、金属离子、可溶性生物因子、气液界面交换而带来的小分子及固相的胞外基质包含的不可溶性生物分子等呈现出不同的化学性质。正是这些物质为细胞提供了化学微环境。一些细胞受多种形式刺激时会产生电信号或电位发生变化，从而形成电场。细胞的跨膜电位、神经细胞的静息电位和动作电位，是生物组织电学微环境的体现。电活性生物材料表界面的化学微环境和电学微环境具有可控性，对蛋白、细胞和生物组织的行为具有调控性。电活性生物材料表界面的研究内容主要涉及材料表界面及其与各种生物单元(蛋白质、细胞、生物组织等)的相互作用。

1.2　机体的电学特性

1.2.1　生物电的普遍性

生物电是指生命过程中产生的电流或电压。当细胞内的离子导体和细胞外基质被细胞膜分离时，可以将细胞看成是漏电的电容器。细胞膜由长链脂质分子和膜蛋白组成，密集组装的脂质和蛋白质的相对电容率大约为3。细胞膜内结合水的存在与横向扩散、膜蛋白的自由旋转，有效增加了细胞膜的极化率及电容量。细胞膜对离子的通过具有选择性，膜内外离子浓度差产生了膜电位，大小在 $-10 \sim -100 \, mV$ 之间。细胞在安静时具有静息膜电位，而受到刺激时则产生生物电活动，即动作电位。另外，细胞膜含有可电离的酸性和碱性基团，但酸性基团占主体，因此细胞膜总体带负电荷。总之，所有生物都有生物电活动，生物电现象是自然界普遍存在的一种电现象。

1.2.2　生物分子和组织的压电效应

压电性是材料在应力作用下产生电流或在电势作用下产生形变的能力。施加的外力越大，则材料发生的形变越大，产生的正压电效应越大。生物材料中普遍存在压电性。手性生物单元体的分子结构使其具有特殊的电学特性，引起了学者们的关注。这些手性生物单元体、多级天然生物组织和水形成了含大量离子的电解质，从而使整个生物体具有电学特性。生物单元体如氨基酸、肽/多肽、蛋白质的渗透在膜表面或溶剂大分子周围形成双电层，或与固有的极性分子构成永久电偶极子。

氨基酸是生物学的基本要素，它是由酰胺键连接的简单化合物；多个酰胺键连接在一起时形成肽或多肽。氨基酸的晶体可以从饱和水溶液中析出生长，是手性物质，多数表现为非中心对称晶体的性质，即压电性。压电性可能由多肽链中氢键诱导的极化或位移形成。氨基酸的压电性受结晶结构影响。如图 1-1 所示，非中心对称基团的氨基酸显示压电性。1970 年 Vasilescu 等最早发现氨基酸粉末的压电效应[1]。蛋白质为氨基酸组装的生物功能多肽，纤维蛋白是细胞和组织一系列结构功能的基础，已有研究发现纤维蛋白如胶原[2]、角蛋白[3]、丝蛋白具有压电性，但通常很弱。

细胞膜的磷脂类是细胞与周围环境之间的屏障，磷脂显示手性和压电性。手性磷脂和手性液晶很类似，均有压电性[4]。合成磷脂的相关研究证明，手性是磷脂压电性的核心，对磷脂双分子层施加剪切应力，可使其对称性螺旋旋转极化并引起压电响应。

脱氧核糖核酸（DNA）是所有生物体的基因蓝图，也被发现有压电性[5]。嘌呤和嘧啶的偶极子结构中的极性—CO 和—NH 基团使其具有压电性。水合 DNA 样品

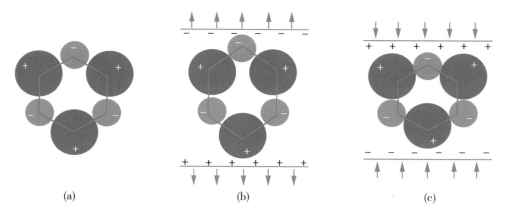

图 1 - 1　氨基酸结晶体的压电性机理[1]

(a)非中心对称性氨基酸结晶；(b)拉伸；(c)压缩，因直接压电效应导致

中，这些极性基团的重新取向和主链的重新取向表现为压电性。

20 世纪 50 年代，Fukada & Yasuda[6] 观察到干骨在机械应力作用下可以产生电信号(图 1 - 2)，发现了骨和胶原的压电性。这是沃夫定律中骨骼响应机械应力的理论基础，即胶原纤维通过压电效应响应应力，产生梯度电势，从而引发细胞生长及骨再生。机械压力和电流刺激对新骨的形成有影响，如果压力方向与骨轴线平行，则愈合组织沿骨轴线形成；如果压力垂直于骨轴线方向，则愈合组织垂直于骨轴线形成。此外，如果在平行于骨轴线的方向施加直流电刺激，则愈合组织沿电流方向形成。同时，如果长骨弯曲，则凹部相对于固定的支撑端被负极化。

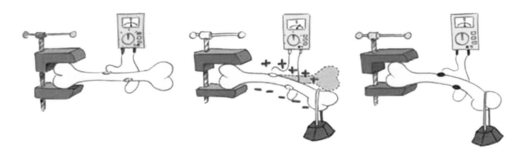

图 1 - 2　骨的压电性[6]

1.2.3　生物组织的电学微环境

从氨基酸到 DNA，从细胞再到骨组织，生物体中电学特性的普遍存在意味着电学微环境可能在生物学中普遍存在。一些细胞受多种形式刺激时会产生电信号或

电位发生变化而形成电场，细胞的跨膜电位、神经细胞的静息电位和动作电位，这些也都是生物组织电学微环境的体现。研究生物组织的电学微环境将对生物医学领域的发展具有重要的意义，将有效挖掘其潜在的应用价值。

1.3　电学微环境调控细胞行为的途径——生物离子通道

1.3.1　生物离子通道及其开关效应

生命体中由蛋白质、脂质和糖组成的细胞膜上含有大量的离子通道[7]，这些离子通道由一类成孔蛋白组装而成。响应周围的刺激后，细胞通过离子通道的打开与关闭来控制穿越细胞膜的离子流。细胞膜具有特异选择性，只允许某些特定类型的离子通过，如图 1 – 3 所示。

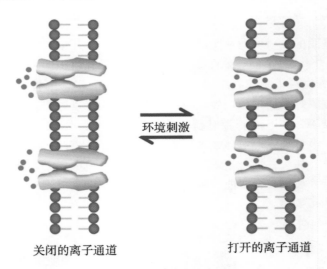

关闭的离子通道　　　　　　　　　　打开的离子通道

● 不同种类的离子

图 1 – 3　细胞膜中离子通道开关示意图

1998 年，美国科学家 Mackinnon 用 X 射线衍射法首次从原子层面解析了链霉菌上钾离子通道 KcsA 的蛋白晶体结构[8]，发现 KcsA 钾离子通道中一个"滤嘴"能让钾离子通过，却不允许比它体积更小的钠离子通过；美国科学家 Emad Tajkhorshid研究了不同的细胞膜蛋白且成功地分离出了水通道蛋白 aquaporins，aquaporins 允许水分子通过，这为医学和生物学开辟了新领域[9]，他与 Mackinnon 因在离子通道方面的贡献共同获得了 2003 年的诺贝尔化学奖。

生命体中的离子通道最窄处的宽度为 1 ~ 2 nm，其类似一个有开关的门，通过响应外界刺激信号来控制离子通道的开与关[10-12]。细胞是个复杂的个体，当周围所处的环境因素，例如水分、渗透压、化学刺激、温度、光、电等有变化时，这些细胞膜上的各式离子通道就"各司其职"，根据外场的刺激因素、强度、频率等做出相应的变化，迅速地调控以保证细胞内外的平衡。细胞膜上的这些离子通道具有多样性及调控的复杂性，为细胞适应复杂环境奠定了基础。细胞膜上的离子通道开关效应参与生命的很多过程，如图1-4所示，肌肉收缩过程伴随钙离子的传导，视觉信号有质子通道的参与，糖代谢过程有钾离子和钠离子的传递，细胞信号传递有钾离子通道的参与等[13,14]。

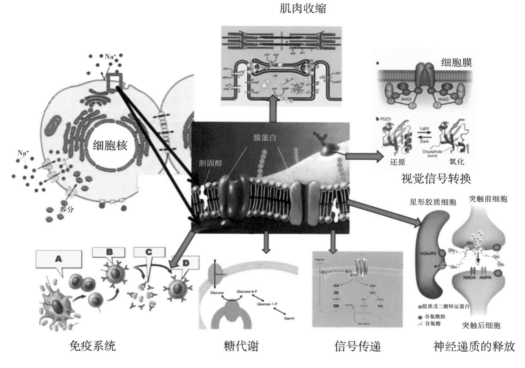

图1-4 生物膜离子通道参与生命体的过程示意图[7,15]

细胞离子通道的研究从20世纪70年代至今，一直都是研究的热点，从生物离子通道到人工离子通道，从离子通道结构的研究到功能性器件的开发，融合了生命、物理、化学、机械和计算机等各学科的交叉综合应用。其重要研究技术包括膜片钳、多通道电流记录技术、通道蛋白分离和纯化、人工膜离子通道重建等技术。

1.3.2 智能仿生离子通道的响应性

近年来，智能材料吸引了众多科技工作者的关注，它可以感知外部的刺激，并且通过改变自身的变化来应对外界的刺激。目前，人们对智能仿生离子通道的研究主要为以下两个方面：一是控制通道的形状，二是控制通道表面的化学组成。一般情况下，一个孔道在制备完毕后，不容易对其形状进行大的改变，因此现在的研究主要是离子通道的内表面修饰（或功能化），以完成智能仿生离子通道的调节。本节将简要介绍生物离子通道的几种主要响应类型。

1. pH 响应性离子通道

pH 响应性离子通道是迄今为止研究最为广泛的离子通道，因为 pH 值是生命体中离子通道中发生生化反应时的一个重要参数，且 pH 值很容易通过酸和碱进行调节。无论是蛋白质通道[15]还是固体通道，都有相关的 pH 响应的研究报道。

聚对苯二甲酸乙二醇酯（PET）膜的表面含有大量的羧基酯，经过化学处理，可以产生大量的羧基基团，羧基可用 pH 来调节质子化程度，且活性的羧基官能团可通过简单的酰胺化或酯化的方法，在离子通道内修饰含有各种官能团的分子，所以大大拓宽了单纳米离子通道的功能[16]。

Siwy 等[17]应用非对称化学刻蚀方法制备了 PET 聚合物薄膜锥形纳米离子通道，离子通道内部由于高分子断裂形成了 COOH，而 COOH 的去质子化程度可通过溶液的 pH 值来操控，从而控制离子通道内表面的电荷强度；通道口径在纳米尺度下与 Debye（德拜）值相近，通道结构的非对称性和内表面电荷强度的变化，使离子流通过在通道内表面时与静电荷的作用力而影响离子的运输特性，进而形成响应 pH 值的离子通道体系。通道两侧的电解液在相同的 pH 值和离子浓度条件下，几何结构不对称的离子通道出现整流离子电流，通常以不对称的 $I-V$ 曲线（即电流 - 电压曲线）（或称为整流效应：在某一电压下电流的记录值高于与其等绝对值的反向电压下电流的记录值）作为其标志。这种类似二极管整流效应的 $I-V$ 曲线，说明了该体系中对离子流通具有优先选择性（图 1 - 5a）。其它材质的通道如聚酰亚胺（PI）和玻璃孔道等也有整流效应。锥形纳米孔的孔道整流性与溶液的浓度有关，浓度越低，孔道整流性也越大[18]（图 1 - 5b）。不对称离子通道能通过 pH 值的调节带来明显的离子运输特征的变化，离子整流效应在一定范围内随 pH 值的递增而增强[19]（图 1 - 5c）。

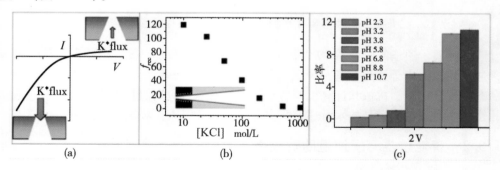

图 1 - 5　锥形纳米通道的整流效应及对 pH 的响应
（a）锥形纳米通道的整流效应[17]；（b）不同浓度的 KCl 对应的整流比[18]；
（c）锥形纳米孔在不同的 pH 值的整流效应[19]

2007 年，Jiang 课题组[20]在前期表面浸润性工作的基础上研究出了仿生离子通道体系，通过生物分子的构象变化实现对仿生通道体系的开关功能操控。如图 1-6 所示，在单锥形 PET 纳米通道内表面修饰一层具有质子响应性的功能 C4 DNA 分子"马达"，通过调节外部溶液的 pH 值，改变分子"马达"的构象，来打开或关闭纳米通道。这种智能新型的仿生离子通道很好地弥补了生物膜中离子通道的缺陷，而且能够很轻易地与其它微纳米器件融合，可构建出更复杂和具有更多功能的复合型纳米器件。

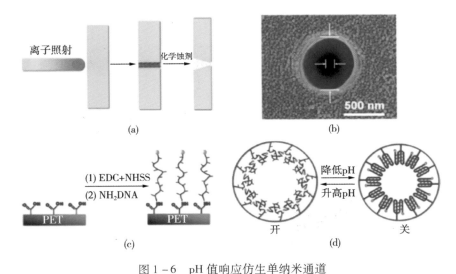

图 1-6　pH 值响应仿生单纳米通道

(a)径迹刻蚀法得到单锥形 PET 单纳米孔；(b)所得到纳米孔扫描电镜图片；
(c)在孔道内修饰 C4 DNA 分子；(d)通过调节溶液 pH 值实现孔道的打开和关闭[20]

Yameen 等[21-23]报道了一系列基于 PET 单纳米通道修饰 pH 响应性分子的离子通道体系。他们利用原子转移自由基聚合（ATRP）方法将氨基酸基团接枝到 PET 单锥离子通道表面，由于氨基酸表面既含有羧基又含有氨基，可以通过调节溶液 pH 的方法来改变通道内的电荷分布，从而进一步调节孔道的整流特性（图 1-7a）。除了氨基酸基团以外，含有磷酸根基团的聚合物也利用相同的方法修饰到单锥纳米孔内[22]，从而通过 pH 调节孔道电荷实现整流性的调控（图 1-7b）。此外，他们还将聚 4-乙烯基吡啶修饰到圆柱形单离子通道内[23]，通过调节溶液的 pH 值，实现了通道内电导率的变化（图 1-7c）。溶液在酸性状态下时，聚合物表面带有正电荷，为溶胀的亲水状态，从而电导率很大；而随着 pH 值的提高，聚合物表面为不带电荷的中性状态，并且发生聚集，为疏水状态，所以电导率也降低。这一工作通过孔道的浸润性和电荷的共同作用实现了对称的圆柱形孔道的 pH 开关。

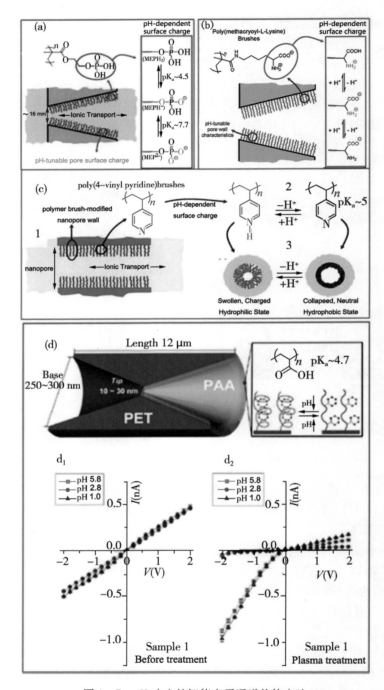

图 1-7　pH 响应的智能离子通道修饰方法

（a）氨基酸修饰的锥形纳米孔及响应原理[21]；（b）磷酸修饰的锥形离子通道[22]；
（c）聚 4-乙烯基吡啶修饰的圆柱形离子通道及作用原理[23]；（d）聚丙烯酸修饰的锥形纳米孔[24]

2010 年，Jiang 的研究小组[24]将非对称化学修饰的思想引入对称离子通道中，构建出具有离子整流效应和 pH 开关的仿生智能单离子通道器件。应用等离子体技术进行非对称修饰，在单离子通道（对称双锥）的一端修饰 pH 响应性分子聚丙烯酸 PAA（图 1 – 7d）。修饰前后，纳米通道的离子运输性质从线性到整流，在不同的 pH 条件中，在低于修饰分子等电点时，明显出现离子运输行为的关闭，在高于等电点时则打开。除去 PET 及 PI 等表面含有活性反应基团的离子通道，无机离子通道中也可实现 pH 响应[25,26]。

2. 温度响应智能离子通道

生物体中的细胞膜也可以通过感知温度来打开或者关闭细胞膜孔道[27]，基于此，科技工作者制备了温度响应性的智能离子通道。

热敏性聚合物是一种重要的智能材料，它能够响应周围温度的变化。在特定温度范围内，温度的微小幅度波动，就能够引起这些聚合物在水溶液中发生相变，出现不连续的体积突变，这样的热响应特性使热敏性聚合物在诸多领域上具有应用价值。热敏性聚合物根据临界转变温度的特性可分为两大类：具有高临界相转变温度（UCST）材料和低临界相转变温度（LCST）材料。目前的报道更多集中于研究 LCST 类的热敏性聚合物，如 PNIPAM（聚 N-异丙基丙烯酰胺）。

2010 年，Jiang 的研究小组[28]首先在聚合物 PET 单纳米通道内表面电沉积上一层金，通过巯基将 PNIPAM 用接枝方法修饰到了孔道内壁，由于 PNIPAM 分子的温度响应性以及氯离子在 Au 表面的作用，实现了孔道内电流及整流性的可逆温度响应特性，同样也实现了改变温度来调控通道内离子的运输性。另外，Zhou 等将高温响应的聚合物 PBzMA（聚甲基丙烯酸苄基酯）引入到纳米孔道中，制备出在离子液体中高温（120 ～ 150℃）智能响应的离子通道[29]（图 1 – 8）。聚合物刷 PBzMA 在电解质离子液体［EMIm］［NTf$_2$］表现出 LCST 现象，当电解质温度低于 PBzMA 的 LCST 时，聚合物刷是溶解状态，离子液体可以顺畅地通过纳米多孔膜 AAO；当电解质温度高于 PBzMA 的 LCST 时，PBzMA 聚合物刷塌缩，堵住了孔道，离子液体就不能通过纳米多孔膜 AAO。由此可知，该功能化修饰的多孔膜在高温下可以有效阻断通路，保护了电路。

3. 光响应智能离子通道

在各种外场响应中，光响应为离子通道智能化带来了新的挑战和全新的应用背景。2004 年，通过通道结构的设计，Trauner 等[30]成功地开发了新型光敏感化学门控的离子通道。Brinke 等[31]利用溶剂挥发诱导自组装将含有偶氮苯配体的分子修饰在 ITO 玻璃上，这样形成了光敏多孔膜（图 1 – 9a）。用紫外光和日光交替曝光，

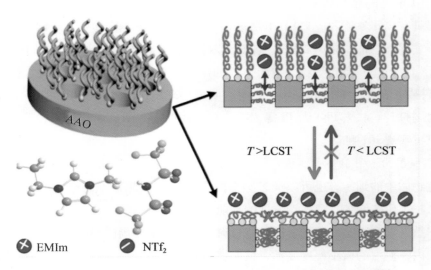

图 1 - 8　高温离子液体内响应的 AAO 纳米通道的制备及机理图[29]

偶氮配体对应光致异构变化，有效地控制了孔径，并且在电流上得到了相应变化。White 小组[32]报道了在离子通道中用螺吡喃(spiropyran)进行修饰，高效地实现了光化学控制的分子在孔道中的传输(图 1 - 9b)。螺吡喃分子可以吸收孔道中的光子，从而实现智能纳米响应孔道的光控制。Smirnov 等[33]将螺吡喃和疏水性分子修饰在多孔氧化铝上，成功地利用光场实现了亲疏水的变化，控制了纳米孔浸润性的变化(图 1 - 9c)。

4. 电场响应智能离子通道

膜电位(跨膜电位或膜电压)是一个生物细胞内部和外部之间的电势差，因膜两侧接触电解质溶液的浓度差而产生。它是一个非常重要的外场刺激，由于具有非接触性、可控性和可短时间开关等特点，相关电压响应的离子通道材料一直受到广泛的关注。

Siwy 等[34,35]对非对称性的纳米通道离子其运输能力与电压的依赖性进行了研究，通过在锥形纳米通道上镀金修饰响应性的 DNA 单分子链，制备出了仿生电压响应的纳米通道。在电场的作用下，通过 DNA 分子的不同运动状态的改变对纳米通道中离子运输性质产生的影响，实现了通道内离子的整流现象(图 1 - 10a)。Siwy 课题组[36]还采用电子蒸镀方法制备出复合纳米通道材料，并实现了离子运输的电压门控制(图 1 - 10b)。

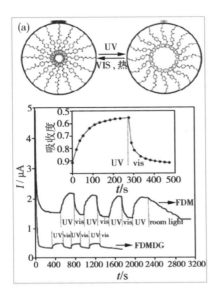

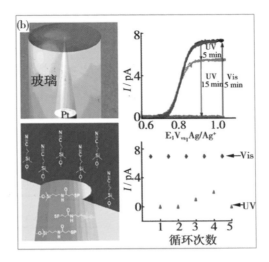

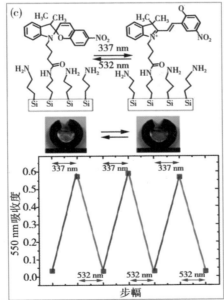

图 1-9　光场响应智能离子通道

(a)偶氮苯修饰的多孔膜在光下控制孔径的变化[31]；

(b)螺吡喃修饰的玻璃孔道控制物质的传输[32]；

(c)螺吡喃修饰的多孔膜控制了孔道的浸润性[33]

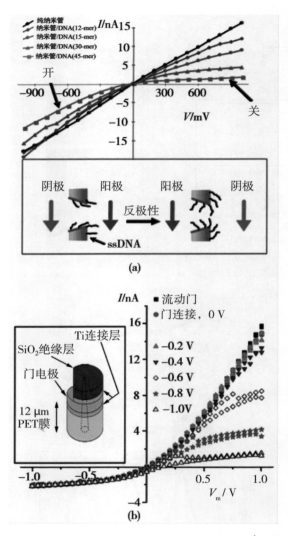

图 1 - 10　电场响应的离子通道

(a)DNA 化学修饰单纳米镀金通道的 I - V 曲线[35]；

(b)电子束蒸镀纳米通道的 I - V 曲线[36]

5. 离子响应智能离子通道

2006 年，Siwy 课题组[37]报道了锥形非对称的 PET 单纳米通道由 Ca^{2+} 诱导的电压门控的特性，研究发现，在低于毫摩尔浓度下，离子流通过纳米通道会出现电压响应的波动（图 1 - 11）。Siwy 和 Powell 等[38,39]对这种增加少量二价金属离子带来的离子电流响应性振荡现象给出了全新的解释，他们认为这是因为离子通道内形成纳米沉积物和溶解过程产生了二价金属离子。在纳米通道内,由于通道内负电荷的作用,在一定的$[Ca^{2+}]$和$[HPO_4^{2-}]$浓度下,二者的离子积大于$CaHPO_4$的浓度积K_{sp},从而导致沉淀的生成,引起孔道内$I-V$曲线的振荡,而孔道外溶液的离子积则小于浓度积,所以不会有沉淀物生成;当$[Ca^{2+}]$和$[HPO_4^{2-}]$的浓度较高时,体相溶液中二者的离子积大于浓度积K_{sp},所以有沉淀产生,也导致$I-V$曲线的振荡。

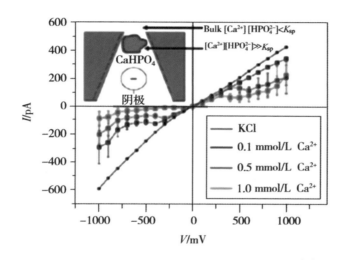

图 1-11 钙诱导电压门控锥形纳米通道的 $I-V$ 曲线[37]

2009 年,Jiang 等[40]设计和开发了钾离子响应的仿生纳米通道系统。通过对人类 DNA 序列进行研究,基于其独特的离子响应性构型转变引起电荷强度分布和体积的变化,从而设计出特殊的 DNA 序列,并修饰于纳米单通道中。G4 DNA 单链分子在无钾离子时呈现无规卷曲状态,而在钾离子的作用下可以实现分子链折叠而呈四链态,所以将 G4 DNA 分子修饰到通道表面,可以制备具有钾离子响应的智能通道(图 1-12)。通过实验发现,在一定的浓度范围内,随着钾离子浓度的增大,孔道导电性的变化也随之增大。再向该体系中加入 DNA 的互补链,能够实现孔道几乎完全关闭。这类 DNA 纳米通道系统不同于生物分子穿孔实验的研究方法,从而为生物传感器的研制提供了一种全新的思路,为研究人员通过设计并构筑生物分子测试段和结构段(如将结构段固定于纳米通道内表面),实现生物分子在限域空间内分子构型的转变提供了方向。

2010 年,Jiang 等[41]进一步开展了更加复杂的离子响应性生物分子的研究。锌指蛋白是一种具有锌离子响应性的蛋白分子,在体内与 DNA 分子结合时对基因的调控起着极其重要的作用,它在锌离子存在时,可以实现由无规的卷曲态折叠成为

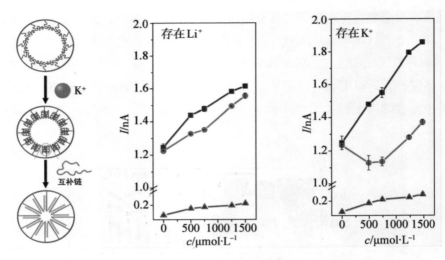

图 1 - 12　钾离子响应单纳米通道的 $I - c$ 曲线[40]

类指状的结构(图 1 - 13a)。他们把锌离子响应性的蛋白修饰在单纳米通道上(图 1 - 13b),对一系列孔径和金属离子类型的响应性进行了对比研究,构建了锌离子响应的仿生智能离子通道。这种离子通道的制备不仅在生物传感器有着广泛的应用前景,而且为设计和开发仿生纳米器件、智能微流体等提供了一个新的思路。

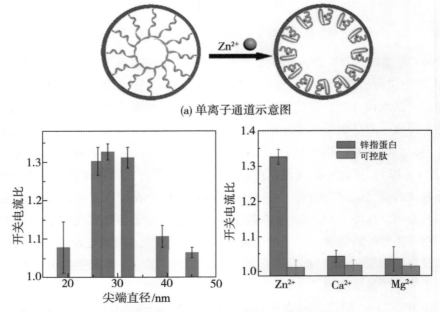

(a) 单离子通道示意图

(b) 离子整流效果效应、纳米通道与金属离子关系图

图 1 - 13　锌离子响应的离子通道

6. 分子响应性离子通道

分子响应性离子通道因其在药物分离、分子识别及生物传感器方面有着潜在的应用前景而得到广泛的关注。

2004 年，Martin 小组还报道了在纳米通道内表面修饰发夹型 DNA，应用 DNA 杂交动态平衡原理[42]，能够对与分子信标环部杂交的目标 DNA 序列进行选择性运输，经与直链 DNA 比对发现，膜内修饰发夹型 DNA 对目标 DNA 的分离效果更优。

Siwy 等[43]报道了蛋白响应性单纳米通道材料作为生物传感器的研究。蛋白响应性单纳米通道是在纳米通道内修饰蛋白质分子识别体，由于蛋白分子与锥形纳米通道的小孔端的大小在一个尺度范围内，所以特定的蛋白分子与通道上的识别分子特异性结合导致通道堵塞，从而影响了离子的运输（图 1 – 14a）。

Jiang 的研究组[44]利用超分子纳米技术构筑出手性识别探针，在纳米通道体系内离子电流调控行为的实验研究基础上，研究出对氨基酸手性响应的纳米通道体系。他们通过将具有手性识别的环糊精修饰至纳米通道内表面（图 1 – 14b），根据氨基酸的不同构型对通道离子运输性能的不同而完成对氨基酸的手性识别，同时为手性分子的传感器的构建提供了新的思路和方法。

有研究人员将 Fe^{2+} 螯合在表面修饰有三联吡啶的 PET 锥形纳米多孔里[45]，修饰后的纳米孔对乳铁蛋白有特异选择性。当母液中含有乳铁蛋白时，修饰后的孔道中的铁就与乳铁蛋白特异性结合，堵住孔道，阻碍了甲基紫晶（MV^{2+}）的通过（图 1 – 14c）。

7. 多响应智能离子通道

前面所述的仿生智能离子通道都是对单一的外界刺激具有响应性，而生命体内的离子通道往往更为复杂，可以对多种外部刺激进行响应。制备出具有多重响应性的离子通道，无论从仿生学还是从智能器件领域来说都有着重要的意义，但如何实现多响应性是一项具有挑战性的工作，是离子通道迈向智能方向的一个新台阶。一般的设计思路是从离子通道的化学性质及形状上来考虑。Jiang 的研究小组[46]提出了设计和制备多响应性离子通道材料的两种策略：一是在孔道内部设计和合成修饰性多响应性功能分子；二是制备各种对称和非对称的离子通道，再采用不同的化学修饰方法，实现在特定不同区域精确的修饰。

根据第一种策略，2009 年，Ulbricht 等[47,48]报道在多孔柱形的 PET 上接枝 PNIPAM 和 PAA 的嵌段共聚物，制备有 pH 和温度双响应聚合物刷的对称多纳米通道。Jiang 等[49]在单锥形的聚酰亚胺（PI）孔道内修饰上了异丙基丙烯酰胺和丙烯酸的共聚物刷，修饰上的 P(NIPAM-co-AAm) 共聚物同时对 pH 和温度有响应。该工作实现了单通道系统整合离子门控和整流性调控的纳米通道器件的构建，并研究了热开关率、离子整流率与温度和 pH 的相互关系（图 1 – 15a、b）。Li 等[50]采用同样的策略，通过表面原子转移自由基聚合（SI-ATRP），将同时具有质子/温度双响应的聚甲基丙烯酸二甲氨基乙酯（PDMAEMA）修饰在单锥的玻璃孔道内，制备了质

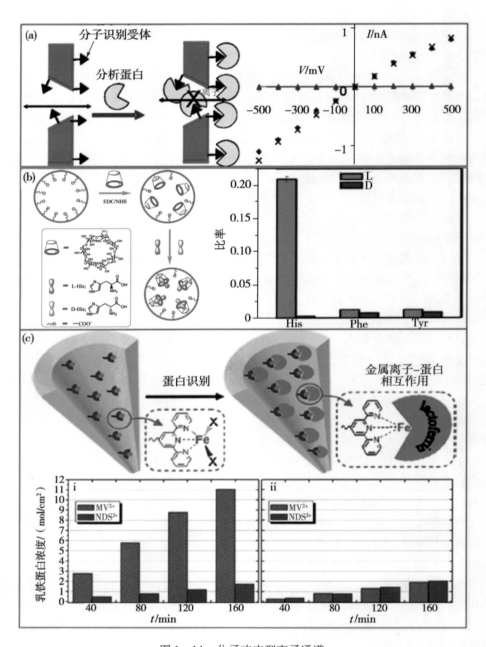

图 1 – 14   分子响应型离子通道

（a）DNA 修饰的离子通道识别蛋白质[42]；

（b）环糊精修饰的离子通道识别手性氨基酸分子[44]；

（c）铁离子螯合的离子通道识别乳铁蛋白[45]

子/热双响应性离子门控离子通道材料，实现了孔道在不同的 pH 和温度之间的高导态和低导态的可逆转化。

大多数生物纳米通道的组成都是非对称地分布在细胞膜的两侧，基于这种启发，Jiang 课题组[51]在对称孔道形状上采取对非对称功能化修饰。他们在对称外双锥单离子通道 PET 孔道的两端分别修饰上了温度和 pH 响应的聚合物 PNIPAM 和 PAA，成功地实现了人工单纳米通道的多外场协同非对称调控离子运输的性质（图 1-15c、d）。不同于第一种策略，这种协同响应被认为是有效孔径改变和浸润性改变共同竞争的结果，升高温度或者增大 pH 都将减弱非对称响应的能力。

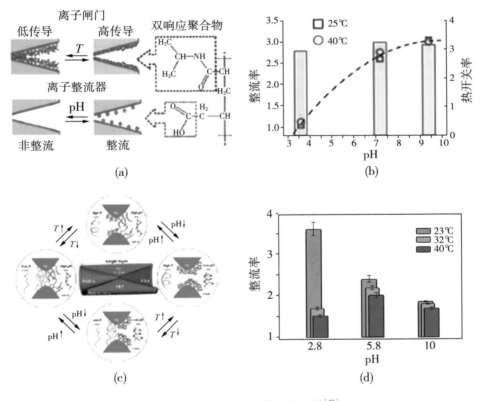

图 1-15　pH/温度双响应单纳米通道[49]

(a)化学修饰双响应聚合物刷单锥形纳米通道；

(b)不同 pH 下，纳米通道的离子整流率和热开关率；

(c)仿生非对称双响应纳米通道系统；

(d)对称修饰后，不同 pH 和不同温度对纳米通道的离子整流率的影响

1.3.3　智能仿生离子通道的潜在应用

　　目前，智能仿生离子通道在纳米流体器件、生物传感器及能量等领域有着巨大的应用潜力[46]。基于整流效应和门控效应，仿生离子通道可应用于单极性和双极性的纳米流体二极管[18]、纳米流体三极管等纳米流体器件[52]。另外，基于响应性智能仿生离子通道的生物传感器同样具有特殊的优势，目前这类传感器已经获得快速发展[53]。例如，单仿生离子通道用于 DNA 测序[54]、小分子[55]及生物分子[42]（如特殊蛋白质或氨基酸的超低浓度甚至单分子）检测及分子构型转变[34]的研究。此外，基于智能仿生离子通道在纳米流体器件领域中的发展，Dekker[56]和 Wang[57]等报道了压力驱动发电的纳米流体器件。Jiang 等[58]受到电鳗发电的启发，应用浓度梯度驱动发电的机制设计了能量收集单纳米通道的器件（图 1 – 16）。受生物中的光电转换的启发，Jiang 等还应用仿生智能响应多纳米通道构建了智能光电转化系统[59]（图 1 – 17）。

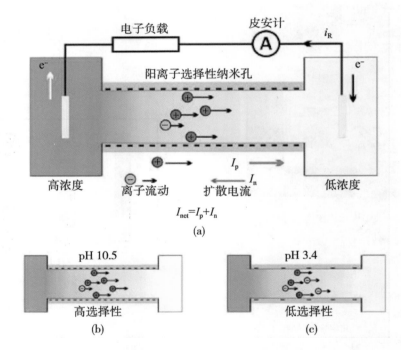

图 1 – 16　浓度梯度驱动优先离子在单纳米通道中的扩散[58]

（a）净扩散电流的形成；（b）表面的高电荷（阳离子为主要扩散离子）导致高净扩散电流；

（c）表面低电荷（阴离子和阳离子基本相同）产生低净扩散电流

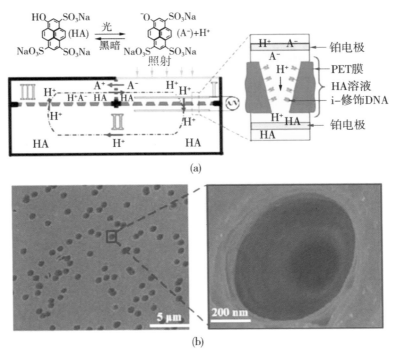

图 1 - 17　多纳米通道智能光电转化系统[59]

（a）光电转换系统示意图，电解池主要由三部分组成，接受光照的只有第一部分；

（b）多孔纳米通道的大孔端面电镜图

1.4　电活性表界面电场的生物学响应

1.4.1　电活性表界面电场的构建方法

图 1 - 18a 所示是对培养的干细胞施加外加电场的基本装置。该装置主要通过外加电源施加电刺激，经 Ag/AgCl 电极、Steinburg 溶液和琼脂盐桥传导到细胞培养腔室，对腔室内培养的细胞施加电场。此外，还可利用两个硅管连接盛有培养基的容器，用蠕动泵持续更新与电场垂直方向的培养基（图 1 - 18b）。但该过程需要控制整个装置在无菌状态，结构较为复杂，且反应腔室较为有限，细胞培养的效率也比较低下。为提高细胞培养的效率，减少由于无法同时进行细胞实验带来的系统误差，有研究对细胞培养的腔室进行并联配置。该装置安装在倒置显微镜上，可以对细胞对电信号的响应进行精确控制。由于在发育和伤口愈合过程中广泛存在类似的电场，因此该实验系统可用于模拟和研究细胞和分子对电信号的反应。

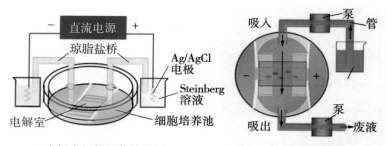

(a) 电场应用的组装效果图　　　　　(b) 横向流动系统装置的机理图

图 1-18　对细胞培养过程施加电场的基本装置[60]

　　尽管存在上述的对细胞施加电刺激的方法，但是，对动物活体施加电刺激在实际应用的过程中仍然存在诸多困难。如图 1-19 所示，对动物活体施加电刺激需要通过体外电源供电，并通过导线连接体内的刺激电极。因外源电刺激无法直接参与动物体内电生理微环境的调控作用，在病人的整个治疗过程中需要持续施加外加电场，从而导致便携性差、易感染，使治疗过程的病痛增加。因此，能够提供内源电场的材料在调控电生理微环境中则具有潜在的应用价值。

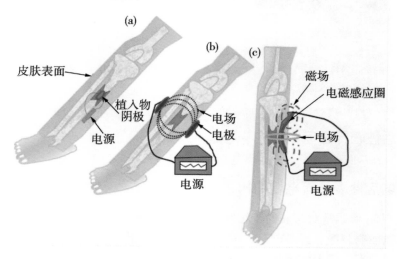

图 1-19　利用外加电源对人体施加电刺激的方法[61]

（a）直流电：电极植入到损伤部位，该电源皮下植入或者施加外加电源，用于直接对损伤部位施加电刺激；

（b）电容耦合：将两个电容耦合电极放置在损伤部位的两侧皮肤上，然后对电极施加电压，也可以在损伤区域外产生微区电场；

（c）电磁感应：将两个耦合的电磁感应圈放置在损伤部位的皮肤周边，然后施加电压，也可以在损伤区域产生微电场

1.4.2　电活性表界面电场调控组织损伤修复

跨表皮细胞电势在内皮细胞损伤修复中的一个重要功能是能促进损伤组织的愈合。两侧内皮细胞之间存在电势差异，形成小的环路，提高局域的电场强度（$0.04 \sim 0.2 \, V \cdot mm^{-1}$）[62-65]。该电场进一步控制细胞分裂的方向和频率，引发细胞向伤口处迁移[64]。这是伤口愈合的一个重要的因素[66]。应用小型的外源电场来修复骨损伤和皮肤损伤已经在临床得到验证。此外，电刺激也可借助于三维培养系统施加于细胞。有研究表明，将碳纳米管通过介电泳的方法引入水凝胶内部共建导电水凝胶，利用此导电水凝胶作为三维培养系统培养 C2C12 细胞，由于线性排列的碳纳米管具有较高的导电性，在施加直流电作用时，可以使细胞成熟度更高，微管牵引力更强[67]。另一研究则开发出应用碳纳米纤维作为掺杂材料用于开发的壳聚糖基复合物，构建了具有优异的电学性能的支架，导电率达到（0.25 ± 0.09）$S \cdot m^{-1}$。将上述支架植入新生鼠的心肌细胞并培养 14 d 以上，在不施加电刺激的条件下，该支架成功地促进了细胞的新陈代谢。基因水平检测表明，碳纤维引入的同时也导致肌肉收缩和电耦合相关心肌特异性基因的表达。这项研究证明，引入的碳纤维多孔壳聚糖支架通过转导细胞间的电信号而实现改善其心脏组织重建的功能[68]。

1.4.3　电活性表界面电场调控成骨分化及骨修复

为研究骨修复中施加的外源电场对骨髓间充质干细胞在骨修复中的作用，Banks 等开发出一种新型的外源电场施加装置，研究骨髓间充质干细胞在生理和非生理电场下 15h 的细胞行为。其研究结果表明，电场对干细胞的形貌和迁移产生明显的影响。在电场作用下，细胞显示原型伸长的倾向，与电场矢量的方向垂直排列，并且在电场强度 $> 0.5 \, V \cdot cm^{-1}$ 时可以实现定向迁移。该研究证实了人的骨髓间充质干细胞可对施加电场产生响应，并且可通过控制电场强度控制细胞迁移速率[69]。

研究发现，外加电场刺激一方面可以促进营养物质和代谢废物的传输，另一方面可以通过控制细胞内钙信号传递，对生长因子及其受体产生影响[70]，实现对组织重建和细胞行为的调控。例如，在直流电场的作用下，细胞膜表皮生长因子受体会向一侧电极移动[71]。同样，电场调控也可以对骨内钙离子通道表达和功能产生影响。钙离子是细胞内的信使，对控制多种细胞过程（如受精、凋亡、神经信号转导、肌肉的收缩和舒张、基因转导等）具有重要作用。在静息条件下，细胞中的钙离子浓度大约为 $100 \, nmol \cdot L^{-1}$，但是在兴奋状态下将增加到 $500 \sim 1000 \, nmol \cdot L^{-1}$。在成骨细胞中，钙离子的增加源于内质网以及由电门钙离子通道作用造成的钙离子增加[72]。通过电场调控钙离子通道的表达或者直接控制通道的钙离子浓度，可影响一系列的 G 蛋白偶联受体作用，调控成骨细胞功能[73]。

另外，细胞膜跨膜电位可以对细胞表面电荷产生响应，进而控制离子传输和细胞内的 pH 等[74]。跨膜电位的变化可以调控细胞之间的信号传递以及细胞内的信号转导过程[75,76]。Valic 等[77]研究了外加电场作用下，细胞的方向性对于细胞跨膜电位的影响，其研究结果表明，改变细胞的方向可以引起电致跨膜电位的变化，当细胞长轴平行于电场方向时最大，垂直于电场方向时最小，并且伸长后的细胞比圆形细胞受电场的影响更加明显。

有人从骨的逆压电效应角度对电场刺激骨组织修复骨损伤的疗效进行了研究，该研究基于扫描 X 射线微区衍射实验，使用同步辐射记录骨小梁样品的 X 射线衍射数据，用于研究骨基质对于外加电场的响应。对胶原纤维施加不同方向的外加电场，研究结果表明，在适当方向的电场作用下，逆压电效应对促进骨再生起到重要作用，胶原纤维可以通过逆压电效应产生应变，从而调控骨细胞的行为。当胶原纤维与电场方向垂直时，胶原纤维会产生极化作用，从而使胶原纤维受到剪切力作用而产生剪切形变，剪切形变将会传递给羟基磷灰石晶体，对骨细胞产生力学刺激[78]。

然而，利用外源电刺激调控细胞行为和组织再生尽管已经取得显著成效，但外源电刺激自身存在的局限性和问题使其实际应用受阻。一是外源电刺激装置较为复杂，很难作为植入性器械用于人体组织修复。二是外加电场所产生的热和电致使细胞迁移等现象也极大地限制了它们的实际应用。三是就骨的多级结构电学作用的特性而言，由于骨的压电效应实际上是由骨胶原本身的材料学特性引起的，同时骨的多级结构也可以看作是电学特性胶原纤维材料在三维空间的构建，因此，外加电场很难有效模拟细胞生活的电生理微环境，因而无法实现仿生骨微区电场所带来的调控效应。如何实现利用仿生电场对细胞进行调控，仍然是外加电场调控所面临的巨大问题。

1.5　展望

生物电场有稳定和直流的特点，可促使细胞迁移到损伤部位，从而在促进伤口愈合方面扮演着重要的角色。此外，"动作电位"是从 $-90 \sim -10$ mV 的梯度电场，可通过信号穿过细胞膜诱导不同类型的细胞改变增殖和分化[79]。众所周知，受损组织的再生源于细胞的生长和增殖[80]，因此，利用细胞内的电场增强生物系统的生长和分化则成了研究人员的关注热点。电活性生物材料可在与生物组织接触的表界面产生电效应，这种电效应有利于组织再生支架的刺激和增强再生过程，并促进受损组织的快速愈合。

电活性材料为各种形式的电刺激细胞提供了直接的途径[80]。电活性材料包括无机电活性材料、金属和有机电活性聚合物。有研究表明，电活性材料在表界面产生特定的电刺激，引导细胞黏附、生长、迁移、凋亡和分化，从而增强心脏、神经和骨的再生。因此，电活性材料在组织愈合和组织工程治疗（例如骨和神经再生）中具有良好的发展潜力。因人体含有许多电敏感组织，如骨骼、皮肤、神经、心脏和血管，电活性材料受到了越来越多的关注（见图1-20和图1-21）[81-87]。电活性材料因具有可构建多种形态特征以及特殊的物理和化学性质等优点而在组织工程中得到广泛的应用。迄今为止，有关导电材料的生物应用和压电材料的组织工程应用的介绍很多，然而对于电活性材料表界面的电效应在组织再生中应用的介绍却很少。

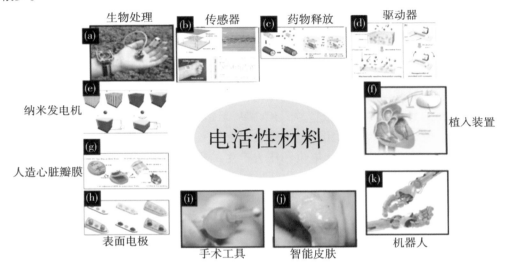

图1-20　电活性材料的应用

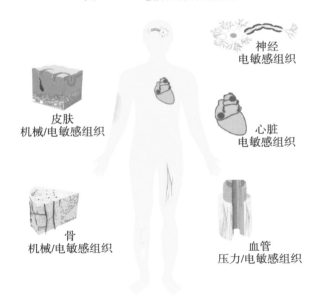

图1-21　人体组织在特定环境中对机械或电学敏感性

　　生物电信号可以反馈出相关的宿主响应于外部环境刺激的详细信息，而这些反馈通过电信号又指导细胞的行为。电刺激/调控可以通过基材或媒介进行施加并通过表界面传导，已证实它具有很多有益效果，如刺激体内骨和神经再生等。电活性生物材料，如导电聚合物、压电材料和碳基材料已经广泛用作优良新型的支架，在与组织接触的部位能够有效地产生电刺激信号。在这些生物材料中，导电聚合物如聚吡咯因其具有良好的电活性、生物相容性已被广泛用于电刺激平台，但导电聚合物在施加电刺激时需要外加电源。对比之下，压电材料能够在施加外力下自发地在表界面产生电信号，具有提供电刺激促进组织再生的潜在能力，因而越来越多的研究者开始考虑利用压电材料作为电调控平台。铌酸钾钠陶瓷（KNN）作为一种无铅压电陶瓷，因其高居里温度、较好的铁电性、压电性以及生物相容性，成为替代有毒压电材料的最佳选择。有报道称，KNN基无铅压电陶瓷的压电性能可以与锆钛酸铅媲美，使得铌酸钾钠无铅压电陶瓷成为近年来研究的热点。

　　生物电由静息电位、动作电位和压力产生的电位形成，并存在于生物组织中。已有大量的研究表明，模拟这些生物活性电场能够加快组织的生长和修复速率，这些研究成果已经进入批准治疗和临床试验的阶段。电活性材料植入物可通过身体运动和生理压力在植入物表界面产生电荷和电位，从而促进神经修复、骨形成和伤口愈合。在机械或电刺激下，它们也可促进细胞黏附、分化和迁移。因此，电活性材料具有应用于下一代组织再生的潜力。然而，电活性材料表界面的发展和研究还远远不够完善，依然存在一些需要解决的问题。大多数单一的电活性材料由于需要外部电源或外加表面电极以传导电刺激而不适用于组织再生，即电活性材料无法把电荷传导至表界面或无法在表界面产生电荷。因此，需要对单一的导电生物材料或者压电生物材料进行材料复合改性，使其在表界面既具有产生电荷的能力，也具有传导电荷的能力。寻求更多的改性方法以提高电活性生物材料表界面对组织再生应用的适配性是未来研究的方向。通过在生理环境中结合不同电活性材料（例如压电和导电）的优势，形成压电和导电材料的复合物，可以在组织再生中进一步应用。另外，由于离子通道和皮肤的电刺激响应性，生物学家可以进一步将电活性材料用于仿生膜、离子通道和皮肤敷料等表界面领域。

参 考 文 献

[1] Vasilescu D, Conilion R, Mallet G. Piezoelectric resonances in ao-acids[J]. Nature, 1970, 225 (5233): 635.

[2] Shamos M H, Lavine L S. Piezoelectricity as a fundamental property of biological tissues [J]. Nature, 1967, 213(5073): 267 - 269.

[3] Fukada E, Zimmerman R L, Mascarenhas S. Denaturation of horn keratin observed by piezoelectric measurements[J]. Biochemical and Biophysical Research Communications, 1975, 62(2): 415 -

418.

[4] Jakli A, Bata L, Buka A, et al. New electromechanical effect in chiral smectic C* liquid crystals [J]. Journal de Physique Lettres, 1985, 46(16): 759 – 761.

[5] Duchesne J, Depireux J, Bertinchamps A, et al. Thermal and electrical properties of nucleic acids and proteins[J]. Nature, 1960, 188: 405 – 406.

[6] Fukada E, Yasuda I. On the piezoelectric effect of bone[J]. Journal of the Physical Society of Japan, 1957, 12(10): 1158 – 1162.

[7] Rasband M N. Ion channels and excitable cells[J]. Nature Education, 2010, 3(9): 41 – 43.

[8] Mackinnon R. Molecular basis of K^+ conduction and selectivity in potassium channels[J]. Faseb Journal, 1999, 13(7): A1590 – A1590.

[9] Tajkhorshid E, Nollert P, Jensen M O, et al. Control of the selectivity of the aquaporin water channel family by global orientational tuning[J]. Science, 2002, 296(5567): 525 – 530.

[10] Doyle D A, Cabral J M, Pfuetzner R A, et al. The structure of the potassium channel: Molecular basis of K^+ conduction and selectivity[J]. Science, 1998, 280(5360): 69 – 77.

[11] Cordero-Morales J F, Cuello L G, Perozo E. Voltage-dependent gating at the Kcs A selectivity filter[J]. Nature Structural & Molecular Biology, 2006, 13(4): 319 – 322.

[12] Thompson J, Begenisich T. Selectivity filter gating in large-conductance Ca^{2+} activated K^+ channels[J]. Journal of General Physiology, 2012, 139(3): 235 – 244.

[13] Jiang Y X, Ruta V, Chen J Y, et al. The principle of gating charge movement in a voltage-dependent K^+ channel [J]. Nature, 2003, 423(6935): 42 – 48.

[14] Noma A. Atp-regulated K^+ channels in cardiac-muscle[J]. Nature, 1983, 305(5930): 147 – 148.

[15] Nelson D, Cox M. Lehninger principles of biochemistry (4th ed.)[M]. New York: W. H. Freeman and Company, 2005.

[16] Alcaraz A, Ramirez P, García-Giménez E, et al. A pH-tunable nanofluidic diode: Electrochemical rectification in a reconstituted single ion channel[J]. The Journal of Physical Chemistry B, 2006, 110(42): 21205 – 21209.

[17] Siwy Z S. Ion-current rectification in nanopores and nanotubes with broken symmetry[J]. Advanced Functional Materials, 2006, 16(6): 735 – 746.

[18] Vlassiouk I, Siwy Z S. Nanofluidic diode[J]. Nano Letters, 2007, 7(3): 552 – 556.

[19] Hou X, Dong H, Zhu D, et al. Fabrication of stable single nanochannels with controllable ionic rectification[J]. Small, 2010, 6(3): 361 – 365.

[20] Jiang L, Xia F, Guo W, et al. Gating of single synthetic nanopores by proton-driven DNA molecular motors[J]. Journal of the American Chemical Society, 2008, 130(26): 8345 – 8350.

[21] Yameen B, Ali M, Neumann R, et al. Single conical nanopores displaying pH-tunable rectifying characteristics: Manipulating ionic transport with zwitterionic polymer brushes[J]. Journal of the American Chemical Society, 2009, 131(6): 2070 – 2071.

[22] Yameen B, Ali M, Neumann R, et al. Proton-regulated rectified ionic transport through solid-state conical nanopores modified with phosphate-bearing polymer brushes [J]. Chemical

Communications, 2010, 46(11): 1908 – 1910.

[23] Yameen B, Ali M, Neumann R, et al. Synthetic proton-gated ion channels via single solid-state nanochannels modified with responsive polymer brushes[J]. Nano Letters, 2009, 9(7): 2788 – 2793.

[24] Jiang L, Hou X, Liu Y, et al. A pH-gating ionic transport nanodevice: Asymmetric chemical modification of single nanochannels[J]. Advanced Materials, 2010, 22(22): 2440 – 2443.

[25] Siwy Z, Apel P, Dobrev D, et al. Ion transport through asymmetric nanopores prepared by ion track etching [J]. Nuclear Instruments and Methods in Physics Research Section B: Beam Interactions with Materials and Atoms, 2003, 208: 143 – 148.

[26] Wei C, Bard A J, Feldberg S W. Current rectification at quartz nanopipet electrodes [J]. Analytical Chemistry, 1997, 69(22): 4627 – 4633.

[27] Huang J, Zhang X, Mcnaughton P A. Modulation of temperature-sensitive trp channels[J]. Sears in Cell & amp; Developmental Biology, 2006, 17(6): 638 – 645.

[28] Jiang L, Guo W, Xia H, et al. Current rectification in temperature-responsive single nanopores [J]. Chem Phys Chem, 2010, 11(4): 859 – 864.

[29] Zhou Y, Guo W, Cheng J, et al. High-temperature gating of solid-state nanopores with thermo-responsive macromolecular nanoactuators in ionic liquids[J]. Advanced Materials, 2012, 24(7): 962 – 967.

[30] Trauner, Banghart M, Borges K, et al. Light-activated ion channels for remote control of neuronal firing[J]. Nature Neuroscience, 2004, 7(12): 1381 – 1386.

[31] Brinke, Liu N G, Dunphy D R, et al. Photoregulation of mass transport through a photoresponsive azobenzene-modified nanoporous membrane[J]. Nano Letters, 2004, 4(4): 551 – 554.

[32] Wang G, Bohaty A K, Zharov I, et al. Photon gated transport at the glass nanopore electrode [J]. Journal of the American Chemical Society, 2006, 128(41): 13553 – 13558.

[33] Henry S White, Vlassiouk I, Park C D, et al. Control of nanopore wetting by a photochromic spiropyran: A light-controlled valve and electrical switch [J]. Nano Letters, 2006, 6 (5): 1013 – 1017.

[34] Siwy Z S, Howorka S, Sergei Smirnov S. Engineered voltage-responsive nanopores[J]. Chemical Society Reviews, 2010, 39(3): 1115 – 1132.

[35] Harrell C. C, Kohli P, Siwy Z, et al. DNA-nanotube artificial ion channels[J]. Journal of the American Chemical Society, 2004, 126(48): 15646 – 15647.

[36] Kalman E, Sudre O, Vlassiouk I, et al. Control of ionic transport through gated single conical nanopores[J]. Analytical and Bioanalytical Chemistry, 2009, 394(2): 413 – 419.

[37] Siwy Z S, Powell M R, Petrov A, et al. Calcium-induced voltage gating in single conical nanopores[J]. Nano Letters, 2006, 6(8): 1729 – 1734.

[38] Siwy Z S, Powell M R, Kalman E, et al. Negative incremental resistance induced by calcium in asymmetric nanopores[J]. Nano Letters, 2006, 6(3): 473 – 477.

[39] Powell M R, Sullivan M, Vlassiouk I, et al. Nanoprecipitation-assisted ion current oscillations [J]. Nature Nanotechnology, 2008, 3(1): 51 – 57.

[40] Jiang L, Hou X, Guo W, et al. A biomimetic potassium responsive nanochannel: G-quadmplex DNA conformational switching in a synthetic nanopore [J]. Journal of the American Chemical Society, 2009, 131(22): 7800–7805.

[41] Jiang L, Tian Y, Hou X, et al. A biomimetic zinc activated ion channel [J]. Chemical Communications, 2010, 46(10): 1682–1684.

[42] Kohli P, Harrell C C, Cao Z, et al. DNA-functionalized nanotube membranes with single-base mismatch selectivity[J]. Science, 2004, 305(5686): 984–986.

[43] Martin C R, Siwy Z, Trofin L, et al. Protein biosensors based on biofiinctionalized conical gold nanotubes[J]. Journal of the American Chemical Society, 2005, 127(14): 5000–5001.

[44] Han C, Hou X, Zhang H, Jiang L. Enantioselective recognition in biomimetic single artificial nanochannels[J]. Journal of the American Chemical Society, 2011, 133(20): 7644–7647.

[45] Ali M, Nasir S, Nguyen Q H, et al. Metal ion affinity-based biomolecular recognition and conjugation inside synthetic polymer nanopores modified with iron-terpyridine complexes [J]. Journal of the American Chemical Society, 2011, 133(43): 17307–17314.

[46] Hou X, Guo W, Jiang L. Biomimetic smart nanopores and nanochannels[J]. Chemical Society Reviews, 2011, 40(5): 2385–2401.

[47] Friebe A, Ulbricht M. Cylindrical pores responding to two different stimuli via surface-initiated atom transfer radical polymerization for synthesis of grafted diblock copolymers [J]. Macromolecules, 2009, 42(6): 1838–1848.

[48] Geismann C, Tomicki F, Ulbricht M. Block copolymer photo-grafted poly(ethylene terephthalate) capillary pore membranes distinctly switchable by two different stimuli[J]. Separation Science and Technology, 2009, 44(14): 3312–3329.

[49] Jiang L, Guo W, Xia H, et al. Integrating ionic gate and rectifier within one solid-state nanopore via modification with dual-responsive copolymer brushes [J]. Advanced Functional Materials, 2010, 20(20): 3561–3567.

[50] Zhang L X, Cai S L, Zheng Y B, et al. Smart homopolymer modification to single glass conical nanopore channels: Dual-stimuli-actuated highly efficient ion gating [J]. Advanced Functional Materials, 2011, 21(11): 2103–2107.

[51] Jiang L, Hou X, Yang F, et al. A biomimetic asymmetric responsive single nanochannel [J]. Journal of the American Chemical Society, 2010, 132(33): 11736–11742.

[52] Guo W, Tian Y, Jiang L. Asymmetric ion transport through ion-channel-mimetic solid-state nanopores[J]. Accounts of Chemical Research, 2013, 46: 2834–2846.

[53] Hou X, Jiang L. Learning from nature: Building bio-inspired smart nanochannels[J]. ACS Nano, 2009, 3(11): 3339–3342.

[54] Mara A, Siwy Z, Trautmann C, et al. An asymmetric polymer nanopore for single molecule detection[J]. Nano Letters, 2004, 4(3): 497–501.

[55] Ali M, Tahir M N, Siwy Z. Hydrogen peroxide sensing with horseradish peroxidase-modified polymer single conical nanochannels[J]. Analytical Chemistry, 2011, 83(5): 1673–1680.

[56] Van der Heyden F H J, Bonthuis D J, Stein D C. Power generation by pressure-driven transport of

ions in nanofluidic channels[J]. Nano Letters, 2007, 7(4): 1022 – 1025.

[57] Xie Y B, Wang X W, Xue J M, et al. Electric energy generation in single track-etched nanopores [J]. Applied Physics Letters, 2008, 93(16): 163116.

[58] Jiang L, Guo W, Cao L, et al. Energy harvesting with single-ion-selective nanopores: A concentration-gradient-driven nanofluidic power source [J]. Advanced Functional Materials, 2010, 20(8): 1339 – 1344.

[59] Jiang L, Wen L, Hou X, et al. Bio-inspired photoelectric conversion based on smart-gating nanochannels[J]. Advanced Functional Materials, 2010, 20(16): 2636 – 2642.

[60] Song B, Gu Y, Pu J, et al. Application of direct current electric fields to cells and tissues in vitro and modulation of wound electric field in vivo[J]. Nature Protocols, 2007, 2: 1479 – 1489.

[61] Griffin M, Bayat A. Electrical stimulation in bone healing: critical analysis by evaluating levels of evidence[J]. Eplasty, 2011, 11: e34.

[62] Titushkin I, Cho M. Regulation of cell cytoskeleton and membrane mechanics by electric field: role of linker proteins[J]. Biophys J, 2009, 96: 717 – 728.

[63] Sun S, Titushkin I, Cho M. Regulation of mesenchymal stem cell adhesion and orientation in 3D collagen scaffold by electrical stimulus[J]. Bioelectrochemistry, 2006, 69: 133 – 141.

[64] Lam H, Qin Y X. The effects of frequency-dependent dynamic muscle stimulation on inhibition of trabecular bone loss in a disuse model[J]. Bone, 2008, 43: 1093 – 1100.

[65] Farboud B, Nuccitelli R, Schwab I R, et al. DC electric fields induce rapid directional migration in cultured human comeal epithelial cells[J]. Experimental Eye Research, 2000, 70: 667 – 673.

[66] Bai H, Forrester J V, Zhao M. DC electric stimulation upregulates angiogenic factors in endothelial cells through activation of VEGF receptors[J]. Cytokine, 2011, 55: 110 – 115.

[67] Ramon-Azcon J, Ahadian S, Estili M, et al. Dielectrophoretically aligned carbon nanotubes to control electrical and mechanical properties of hydrogels to fabricate contractile muscle myofibers [J]. Adv Mater, 2013, 25: 4028 – 4034.

[68] Martins A M, Eng G, Caridade S G, et al. Electrically conductive chitosan/carbon scaffolds for cardiac tissue engineering[J]. Biomacromolecules, 2014, 15: 635 – 643.

[69] Banks T A, Luckman P S, Frith J E, et al. Effects of electric fields on human mesenchymal stem cell behaviour and morphology using a novel multichannel device [J]. Integrative biology: quantitative biosciences from nano to macro, 2015, 7: 693 – 712.

[70] Zhao M, Bai H, Wang E, et al. Electrical stimulation directly induces pre-angiogenic responses in vascular endothelial cells by signaling through VEGF receptors[J]. Journal of cell science, 2004, 117: 397 – 405.

[71] Zhao M. Electrical fields in wound healing—An overriding signal that directs cell migration[J]. Seminars in Cell & Developmental Biology, 2009, 20: 674 – 682.

[72] Zayzafbon M. Calcium/calmodulin signaling controls osteoblast growth and differentiation[J]. Cell Biochem, 2006, 97: 56 – 70.

[73] Barradas A M C, Fernandes H A M, Groen N, et al. A calcium-induced signaling cascade

leading to osteogenic differentiation of human bone marrow-derived mesenchymal stromal cells [J].
Biomaterials, 2012, 33: 3205 – 3215.

[74] Jaffe L F, Nuccitelli R. Electrical controls of development[J]. Annual Review of Biophysics and Bioengineering, 1977, 6: 445 – 476.

[75] Campetelli A, Bonazzi D N. Electrochemical regulation of cell polarity and the cytoskeleton [J]. Cytoskeleton(Hoboken), 2012, 69: 601 – 612.

[76] Levin M, Thorlin T, Robinson K R, et al. Asymmetries in H^+/K^+-ATPase and cell membrane potentials comprise a very early step in left-right patterning[J]. Cell, 2002, 111: 77 – 89.

[77] Valic B, Golzio M, Pavlin M, et al. Effect of electric field induced transmembrane potential on spheroidal cells: theory and experiment[J]. EUR BIOPHYS J BIOPHY, 2003, 32: 519 – 528.

[78] Wieland D C F, Krywka C, Mick E, et al. Investigation of the inverse piezoelectric effect of trabecular bone on a micrometer length scale using synchrotron radiation[J]. Acta Biomaterialia, 2015, 25: 339 – 346.

[79] Balint R, Cassidy N J, Cartmell S H. Conductive polymers: towards a smart biomaterial for tissue engineering[J]. Acta Biomater, 2014, 10: 2341 – 2353.

[80] Ohki T, Yamato M, Ota M, et al. Application of regenerative medical technology using tissue-engineered cell sheets for endoscopic submucosal dissection of esophageal neoplasms[J]. Digest Endosc, 2015, 27: 182 – 188.

[81] Wu W, Pan C, Zhang Y, et al. Piezotronics and piezo-phototronics—From single nanodevices to array of devices and then to integrated functional system[J]. Nano Today, 2013, 8: 619 – 642.

[82] Park S H, Lee H B, Yeon S M, et al. Flexible and stretchable piezoelectric sensor with thickness-tunable configuration of electrospun nanofiber mat and elastomeric substrates[J]. ACS Applied Materials & Interfaces, 2016, 8: 24773 – 24781.

[83] Abidian M R, Kim D H, Martin D C. Conducting-polymer nanotnbes for controlled drug release [J]. Advanced Material, 2006, 18: 405 – 409.

[84] Ariga K, Mori T, Hill J P. Mechanical control of nanomaterials and nanosystems[J]. Advanced Material, 2012, 24: 158 – 176.

[85] Cha S, Kim S M, Kim H, et al. Porous PVDF as effective sonic wave driven nanogenerators [J]. Nano Letters, 2011, 11: 5142 – 5147.

[86] Hwang G T, Park H, Lee J H, et al. Self-powered cardiac pacemaker enabled by flexible single crystalline PMN-PT piezoelectric energy harvester[J]. Advanced Material, 2014, 26: 4880 – 4887.

[87] Abidian M R, Martin D C. Multifunctional nanobiomaterials for neural interfaces[J]. Advarced Functional Materials, 2009, 19: 573 – 585.

2 电活性材料类生物离子通道的可控构筑

2.1 引言

　　不同的生物离子通道具有不同的内结构形态和外结构形态(图 2 - 1)，类生物离子通道的开关性能与纳米结构密切关联。所以，为满足后续研究可能出现的对类生物离子通道材料不同尺度的要求，对平台的纳米结构进行精细调控就具有很重要的研究意义。因此，本研究开发了一种温和的电化学无模板体系，以精细调控导电聚合物的纳米构筑。另外，为了在化学组成上进一步仿生以及满足潜在的生物医学应用对类生物离子通道平台的要求，还研究了掺杂生物功能分子的纳米导电聚合物的构筑。

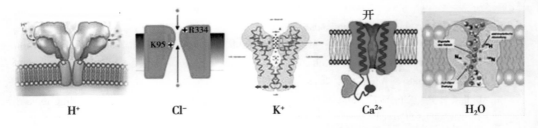

图 2 - 1　不同的生物离子通道具有不同的内结构形状和外结构形状

　　聚吡咯(PPy)是典型的导电聚合物，具有良好的生物相容性、化学稳定性、氧化还原可逆性以及易于在水溶液体系下聚合等特性[1-3]，因此采用 PPy 来对类生物离子通道平台纳米结构进行精细调控和生物功能分子修饰。具体研究如下：以温和的磷酸缓冲盐溶液(PBS)为电解液，采用预成核和电化学无模板法，实现对纳米结构的聚吡咯(NAPPy)在医用钛上大面积精细构筑；利用 EC - AFM 原位观察基底的吡咯(Py)浸润性对电化学无模板构筑聚吡咯纳米阵列(NAPPy)的影响(图 2 - 2a)，以揭示 NAPPy 的构筑和调控机理；探讨了细胞外基质大分子 CS 和 Hep 以及与骨功能相关的生物小分子柠檬酸(Cit)(图 2 - 2b)引导 NAPPy 的构筑，提出生物小分子引导 NAPPy 构筑的机理；基于生物医学智能应用的角度，分析了 NAPPy 的电学响应特性和成骨细胞的生物活性。

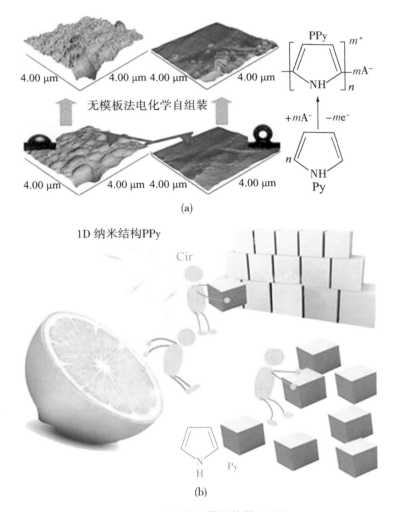

图 2 - 2　电化学无模板构筑 NAPPy
(a) EC-AFM 原位观察基底的 Py 浸润性对电化学无模板构筑 NAPPy 的影响;
(b) 生物小分子 Cit 引导 NAPPy 构筑的卡通示意图

　　绿色环保且与体系混合的无模板或非模板构筑纳米结构是当今可持续发展要求下的必然趋势[4-7]。无模板法可再细分为化学无模板法和电化学无模板法,其中电化学法因其具有可控空间大、易于制备薄膜、产物纯度高且与电极表面有较强的结合力等优点,是构筑导电聚合物纳米薄膜的首选方法。近年来,受大自然的启发,利用生物分子引导构筑纳米材料已成为热门课题[8]。这是因为其制备过程更加温和且绿色环保,可以构筑普通方法无法得到的复杂纳米结构,且此类纳米材料更适合应用于生物医学领域。目前,研究较多的是生物分子引导构筑纳米无机材料[6]。

生物分子尤其是生物小分子，在引导构筑类似于导电聚合物的高分子纳米材料的研究较少且机理不明确。

　　Jentsch 和 Patapoutian 课题组[9,10]分别研究确定了 LRRC8A（Leu-rich-repeat-containing protein 8A，一种细胞膜蛋白）是体积调控 – 阴离子通道（VRAC）的重要蛋白。VRAC 广泛存在于脊椎动物的细胞膜中，当渗透压变化引起细胞体积变化（也包括 VRAC 自身的溶胀或收缩）时，它将被激活，出现如 Cl⁻、I⁻ 和 Tau 离子等的运输流，通过其使细胞体积恢复正常（图 2 – 3）。VRAC 对细胞的胞外分泌、凋亡、迁移、增殖与分化等活动至关重要[11-14]。它在药理、病理和电生理方面的作用也已被大量研究[14,15]，相关的分子机理将随着人们对 LRRC8A 的深入认识而很快被揭示出来。

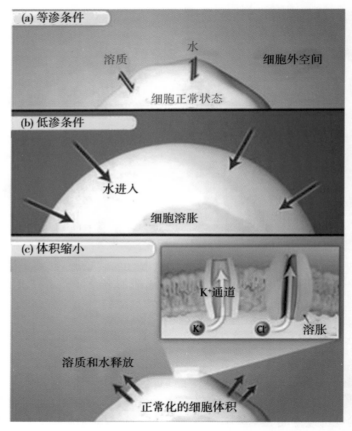

图 2 – 3　VRAC 响应体积变化的工作过程示意图[16]

　　NAPPy 因具有生物离子通道响应信号的开关性而表现出纳米管口开关效应，结合导电聚合物氧化还原伴随的体积变化，受 VRAC 的启发，本研究探讨了 NAPPy 响应周期性开/关电势引起体积变化的离子运输开关效应（图 2 – 4）。为利于研究 NAPPy 的离子运输性能,将类生物离子通道的 NAPPy 电化学构筑在氧化铝 (AAO)纳米多孔膜的孔道内表面(AAO 为载体),通过聚合时间和 AAO 孔道尺寸调节 NAPPy。同时对通道内径及其离子运输性质进行测试,探讨响应 NAPPy 电信号的时间与离子运输的关系,以及响应周期性电信号的离子运输的开关效应,并提出离子运输开关的机理。

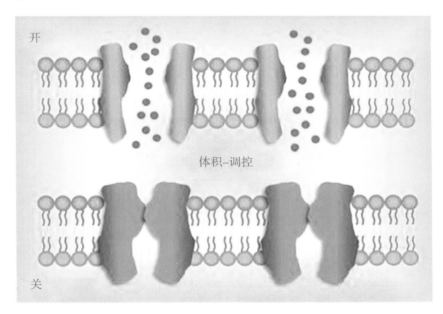

图 2-4 仿 VRAC 的离子通道体积调控离子运输示意图

2.2 电活性生物材料类生物离子通道的构筑

2.2.1 电化学无模板构筑法

1. NAPPy 的构筑步骤

用电化学无模板法构筑 NAPPy 的操作步骤如下:

(1)对医用钛片进行预处理,分别在去离子水、95% 乙醇和丙酮中超声清洗,以除去表面油污等杂质。然后转移至体积比为 1:1 的氢氟酸和硝酸的混合液中进行化学抛光以除去表面氧化层,再用去离子水清洗数次,干燥储存备用。

(2)构建预成核层。在医用钛片表面通过电化学聚合引入掺杂了 Cl^- 的 PPy 过渡层(预成核层)。其电化学反应条件为:0.8 V(恒压),20 s,形成预成核层后用去离子水清洗,干燥待用。

(3)用电化学无模板法,在预成核层表面构筑 NAPPy,再在去离子水中浸泡

10 min，干燥保存。

在预成核层表面通过电化学无模板法能够构筑出大面积高密度（图 2 – 5a）的 NAPPy，其结构是垂直于预成核层、有取向生长的纳米线阵列，而且纳米线的顶部与底部直径不一致，即为圆锥状（图 2 – 5b）。纳米线的顶部直径 60 ～ 80 nm，高度约 700 nm，而且呈现直径约为 30 nm 的中空通道结构（图 2 – 5c），即为纳米管。由此可知它具有生物离子通道的孔径和通道结构。通过 AFM 图（图 2 – 5d）也可以观察出 NAPPy 的高密度和生长的取向，其表面能提供高比表面积的接触界面。据此笔者认为，Py 在电解液（PBS）体系中由 Py 纳米胶束［由 Py 纳米油滴吸附掺杂剂 β-萘磺酸（NSA）形成］与游离 Py 构成，二者处于热力学平衡，并推测出电化学无模板构筑一维 NAPPy（1D NAPPy）是 Py 纳米胶束与游离 Py 共同自组装的过程。

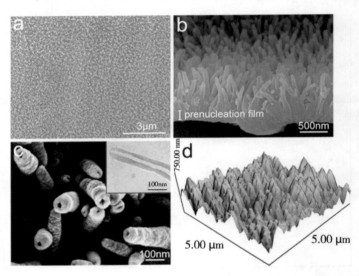

图 2 – 5　NAPPy 的结构表征
(a)低倍俯视 SEM 图；(b)截面 SEM 图；
(c)高倍俯视 SEM 图，插图为 TEM 图；(d)AFM 图

2. 构筑机理

NAPPy 的拉曼（Raman）谱图如图 2 – 6a 所示，1600 cm^{-1} 为最强的散射峰，该峰属于 PPy 的 C＝C 骨架伸缩振动峰；1385 cm^{-1} 和 1327 cm^{-1} 两个峰则属于 Py 环的伸缩振动[17]；1368 cm^{-1} 属于 C—N 伸缩振动；1248 cm^{-1} 的峰则是聚合物链中两 Py 分子间 α-C—C-α 平面变形振动[18]；位于 1080 cm^{-1} 和 1048 cm^{-1} 的两个峰为五元环的 C—H 平面变形振动[19]；957 cm^{-1} 和 930 cm^{-1} 两个峰都归属于 Py 环变形振动，其中 957 cm^{-1} 属于双极化子的振动峰，930 cm^{-1} 是单极化子的振动峰[20]。由此可知，沉积在医用钛基底上的是电化学引发 Py 聚合生成的 PPy。

通过 XPS 谱图（图 2 – 6b）可分析出掺杂 NSA 的 NAPPy 的元素组成。氧（O）、

氮（N）、碳（C）和硫（S）明显来源于 PPy 和掺杂剂 NSA。当然，部分的 O 和 C 也可能源于样品的表面氧化和聚合时的过氧化。值得注意的是，峰强度不高的磷（P）则是来自于反应介质——PBS 的磷酸氢根和磷酸二氢根。由此说明，PBS 的磷酸根在电化学聚合过程中通过某一种形式被引入 PPy 的结构中。

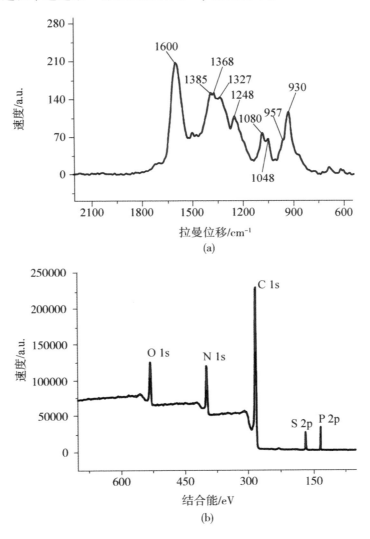

图 2 - 6　NAPPy 的成分表征

（a）Raman 谱图；（b）XPS 谱图

　　为了更全面地揭示其构筑过程与机理，笔者进一步研究了基体表面特性对 NAPPy 构筑的影响，即应用 EC - AFM 在微观尺寸上原位跟踪观察 NAPPy 在两种钛表面的构筑过程，如图 2 - 7 所示。一种是医用钛表面，定义为 Ti；另一种是医用钛表面掺杂了 Cl^- 的预成核层，定义为 PNF/Cl - Ti。NAPPy 在 EC-AFM 专用的微电解池（图 2 - 7a，三电极）工作电极端处的 PNF/Cl-Ti 或 Ti 上构筑，AFM 探针伸入电解液至反应界面上端原位观察构筑过程。相比二维的 FE-SEM 图，在微观尺度上 PNF/Cl-Ti（图 2 - 7b_1）的 AFM 三维高度图表面显得更粗糙（0 s），Py 微滴在其表面的接触角是 64.3° ± 2.5°（PBS 介质中测量）。经过 5 s 的电化学无模板聚合，纳米突起依稀可见，而在 45 s 时能清晰可见；2 min 时，生长成长度较短的纳米针；5 min 时，已经构筑出高密度的 1D NAPPy 阵列，粗糙的表面隆起也随之消失，垂直于预成核层形成有序 NAPPy 纳米结构（图 2 - 7c_1），并具有中空的管状结构，内径约为 30 nm，顶部外径约为 60 nm。在相对光滑的 Ti 表面（图 2 - 7b_2），Py 微滴在其表面的接触角是 133.8° ± 3.8°。电化学聚合时间从 0 到 5 min，Ti 的 AFM 三维高度图只能观察到个别区域的颜色变化，表明只有少数区域的高度或厚度发生了变化。虽然 AFM 探针在整个构筑过程中没有发现精致的纳米结构，但仍然认为纳米结构只生长在小面积的个别区域，图 2 - 7c_2 中稀疏的纳米簇也证实了此判断。

究竟是表面 Py 微滴浸润性还是表面化学组分导致 NAPPy 构筑密度的差异？受图 2 - 7 的启发，研究组研究了医用钛表面沉积一层金颗粒（定义为 Au-Ti）和医用钛表面掺杂 NSA（定义为 PNF/NSA-Ti）的三种状态（即原始态、氧化态和还原态等）时不同表面特性的预成核层对构筑 NAPPy 的影响。如图 2 - 8a_1 ～ a_3 所示，在 PBS 中，Py 微滴在 PNF/NSA-Ti 原始态、还原态和氧化态表面的接触角分别是 80.1° ± 2.7°、16.9° ± 1.1° 和 141.1° ± 3.4°。氧化还原态的接触角差异是由 NSA 分子在 PPy 基质中浓度变化所致，如图 2 - 9 所示。通过自组装，PNF/NSA-Ti 原始态表面构筑出大面积的 NAPPy 纳米结构阵列（图 2 - 8b_1），具有内径约为 30 nm 的中空结构。而在 PNF/NSA-Ti 还原态和氧化态的表面分别形成无规则光滑膜层（图 2 - 8b_2）和低密度的弯曲纳米线（图 2 - 8b_3，相似于图 2 - 7c_2）。Au-Ti 与 PNF/NSA-Ti 原始态虽具有不同的表面化学组分，但有相似的 Py 微滴浸润性（图 2 - 8a_4），且 Au-Ti 构筑出的 NAPPy（图 2 - 8b_4）与 PNF/NSA-Ti 原始态的也几乎一样。所以，基体表面的 Py 微滴浸润性对 NAPPy 的构筑发挥了重要作用，而与其表面化学组分没有明显关系。这说明，一旦电化学聚合被引发，PNF/NSA-Ti 的不同氧化还原态都会回归于氧化态，而 Py 微滴在其表面的浸润行为在回归前就已经完成。也就是说，上述讨论的基体表面的 Py 微滴浸润性是指电化学聚合前而非聚合后。

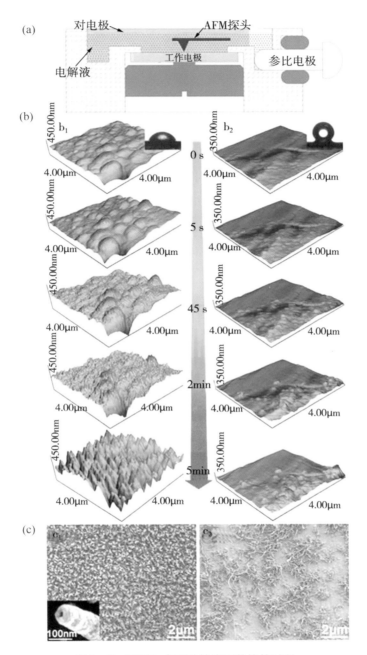

图 2 - 7　NAPPy 在两种钛表面的构筑过程

(a) EC-AFM 专用的微电解池截面图；

(b) EA-AFM 观察到的 NAPPy 在 PNF/Cl-Ti(b_1) 和 Ti(b_2) 构筑过程中的高度图；

(c) NAPPy 构筑在 PNF/Cl-Ti(c_1) 和 Ti(c_2) 的 FE-SEM 图

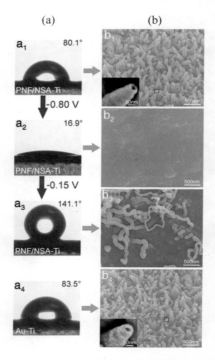

图 2 – 8　PNF/NSA-Ti 的浸润性与纳米结构阵列的关系图

（a）不同表面特性预成核层的接触角（a_1：原始态，a_2：还原态，a_3：氧化态，a_4：Au-Ti）；

（b）形成 NAPPy 的 FE-SEM 图（b_1：原始态，b_2：还原态，b_3：氧化态，b_4：Au-Ti），插图为高倍 FE-SEM 图

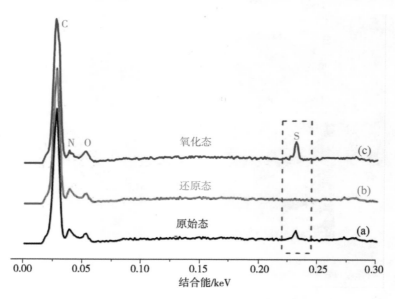

图 2 – 9　PNF/NSA – Ti 在不同状态下的 EPMA 图

（a）原始态；（b）还原态；（c）氧化态

针对上述 NAPPy 的精细调控和基体表面特性的作用，NAPPy 的电化学无模板可控构筑机理如图 2－10 所示。在 PBS（pH6.8）中剧烈搅拌下，大部分单体 Py 以直径约为 60nm 油滴（图 2－10a*）的形式存在，在吸附掺杂分子 NSA 后，成为稳定的纳米胶束分散在电解液体中（图 2－10a）。垂直于工作电极的引发电势（正电势）使 PNF-Ti 表面吸引 Py 纳米胶束（这种隐形作用力比喻为"锚"）。Py 纳米胶束在 PNF-Ti 的三种铺展行为（浸润性）影响了 NAPPy 的构筑：

（1）当 PNF-Ti 表面排斥 Py 纳米胶束的铺展时（浸润性差），大部分的 Py 纳米胶束不能够挣脱"锚"（图 2－10b₁）；因为只有 Py 纳米胶束完成铺展后，才能被正电势引发聚合，所以只有少数的 Py 纳米胶束发生从底部开始的层层聚合而生成纳米粒（图 2－10b₂ 和图 2－10b₂*）；低密度（即不均匀）性以及胶束和"锚"的包围使 PNF-Ti 的纳米粒处于各向异性的空间中，导致 Py 纳米胶束不能有序地自组装（图 2－10b₃），从而得到短的弯曲纳米线或较长的纳米粒（图 2－10b₄）；通过后续的自组装，最后构建成低密度的弯曲纳米结构（图 2－10b₅）。图 2－10c₂ 和图 2－10b₃ 则属于此类自组装。

（2）当 PNF-Ti 表面支持 Py 纳米胶束的完全铺展时（浸润性好），全部的 Py 纳米胶束挣脱"锚"而与 PNF-Ti 有充分的接触（图 2－10c₁），从而聚合成纳米山丘（图 2－10c₂）；通过进一步的自组装（图 2－10c₃），纳米山丘间不断叠加（图 2－10c₄），最终形成无规则的光润 PPy 膜层（图 2－10c₅）。图 2－8b₂ 则属于此类自组装。

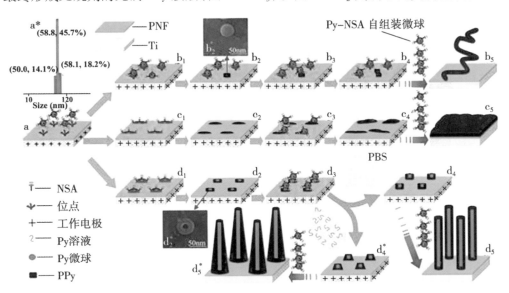

图 2－10 NAPPy 的电化学无模板可控构筑机理图
（a）Py 纳米胶束在 PBS 中的分散；（b）Py 纳米胶束铺展差；
（c）Py 纳米胶束铺展好；（d）适中的 PNF-Ti 表面的自组装过程

（3）当 PNF-Ti 表面支持 Py 纳米胶束的适当铺展时（浸润性适中），PBS 中的 Py 纳米胶束在 PNF-Ti 表面有 60°～90° 的接触角（图 2 – 10d₁；铺展的 Py 纳米胶束从靠近界面（包括底部）的单体优先被引发聚合，然后 Py 分子尤其是中心部位向反应区域迁移，在 Py 分子被消耗完后，纳米胶束遗留下一个类似火山口的纳米空穴（图 2 – 10d₂ 和 d₂*），其尺寸比 Py 纳米油滴小（由于聚合使 Py 纳米胶束收缩）；高密度（即均匀）的纳米火山口以及边缘效应形成高电场[21]，营造出各向同性的二维空间，促进 Py 纳米胶束在纳米空穴正上端有序地自组装（图 2 – 10d₃），形成短的圆柱纳米管（图 2 – 10d₄）；通过后续的自组装，最后构筑出高密度的圆柱纳米管阵列（图 2 – 10d₅）。如果 PBS 介质含有较高浓度的游离 Py（如在低 pH 值和高离子浓度的 PBS 中），游离 Py 会参与 Py 纳米胶束的自组装而聚合在纳米结构的外表面，纳米结构越靠近 PNF-Ti 的部分，游离 Py 参与聚合的量就越多，从而形成初期圆锥纳米结构（图 2 – 10d₄*）和最终的圆锥纳米管阵列（图 2 – 10d₅*）。这表明，PNF-Ti 表面允许 Py 纳米胶束适当地铺展而营造的各向同性二维空间，是形成足够活性成核点和后续的大面积自组装构筑 NAPPy 阵列的前提条件；游离 Py 参与 Py 纳米胶束的自组装，使构筑 NAPPy 具有精细可控性。

图 2 – 11 揭示了 NAPPy 精细纳米结构在晶状尺度上的差异。图 2 – 11a 的峰 $2\theta = 24.1°$，表明圆柱状 NAPPy 的 PPy 链排列是有序的（图 2 – 11d₁），通过布拉格方程计算 PPy 链之间的距离 $d = 0.36$ nm，这与聚合链的某一类掺杂离子有密切关系。通过电化学无模板法构筑的晶态 NAPPy 与化学聚合法制备的 NAPPy 纳米纤维网络相似[22,23]，但与电化学法合成出的 PPy 微米管不一致[22,24]。圆锥状 NAPPy（图 2 – 11b）在 $2\theta = 24.1°$ 的峰的强度有所降低，这是由于在构筑圆锥状 NAPPy 的过程中有游离的 Py 参与，游离 Py 暴露在高浓度的掺杂离子中，导致 PPy 链无序地组装（Py 纳米胶束内部由于掺杂离子浓度适中使 PPy 链能有序排列），而降低了产物的结晶度（图 2 – 11d₁、d₂）。这里亦可认为游离 Py 的聚合是一种无序的分子自组装。图 2 – 11c 源于无规则 PNF/NSA-Ti，其非晶状表明 PPy 链是无序排列的（图 2 – 11d₂）。值得注意的是，PNF/NSA-Ti 是在非 PBS 介质中形成的，也就是说，聚合链的某一类掺杂离子指的就是 PBS 的阴离子——磷酸根。磷酸根通过氢键交联使 Py 纳米胶束内的 PPy 链有序排列[25]。在本研究体系中，缓冲液 PBS 不但给电化学聚合提供稳定的反应介质，而且提供了一类特殊的掺杂离子（反离子）参与到 Py 纳米胶束的聚合中。

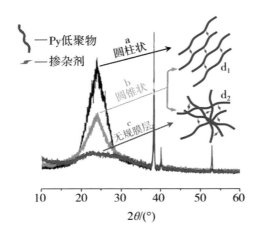

图 2-11 不同纳米结构 NAPPy 的 XRD 图及 PPy 聚合物链的聚集态
(a)圆柱状 NAPPy；(b)圆锥状 NAPPy；(c)无规则 PPy 膜；(d₁)有序排列；(d₂)无序排列

通过调控电化学体系的其它因素也验证了 NAPPy 的电化学无模板法的可控构筑机理。图 2-12 所示的构筑机理表明，PNF-Ti 表面的各向同性的二维空间对构筑 NAPPy 阵列至关重要，而且恒流法比循环伏安法和恒电压法更有利于构建 NAPPy 阵列。为此，在 PNF-Ti 表面引入 PPy 微粒以破坏其各向同性的二维空间，另外，以循环伏安法和恒电压法代替恒流法在相同的电化学体系中构筑 NAPPy，结果表明，高密度的 NAPPy 非垂直生长在 PPy 微粒和 PNF-Ti 处(图 2-12a)，大量细长的 NAPPy 纳米纤维无序地交缠成网络(见图 2-12b 和图 2-12c)。PPy 微粒使 PNF-Ti 表面的二维空间各向异性，而不能提供一个垂直于表面的稳定电场以引导有序的 Py 纳米胶束自组装；循环伏安法和恒电压法不能以恒定而可控的速率驱动 Py 纳米胶束有序稳定地自组装，导致 NAPPy 纳米结构不能垂直于 PNF-Ti 表面生长。另一方面，通过添加硝酸钠($NaNO_3$)扰乱 Py 纳米胶束与游离 Py 的平衡，大量的游离 Py 以更高的反应速率($2.0\,mA/cm^2$)聚合于 NAPPy 的内外表面，形成粗而短的圆锥 NAPPy(图 2-12d)。类似地，通过添加六聚磷酸钠$[(NaPO_3)_6]$构筑出了小球串成的圆锥 NAPPy(图 2-12e)，其管口清晰可见。其可能的原因是$(PO_3)_6^-$与磷酸根的作用相似，通过它的 O 与 N—H(游离 Py)的氢键作用络合游离 Py。游离 $Py/(PO_3)_6^-$ 络合物缓慢($0.4\,mA/cm^2$)有序而对称地聚合于 NAPPy 的外表面，使 Py 纳米胶束的原轮廓得以保存，这也充分证明了 NAPPy 的构筑是通过 Py 纳米胶束自组装而成的。

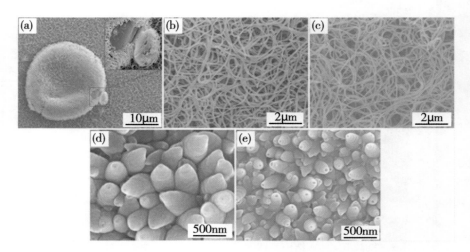

图 2 - 12　通过五种无模板电化学体系调控得到的 NAPPy

(a)PNF-Ti 表面引入 PPy 微粒，插图：剥落处的细节图；

(b)循环伏安法：0.4～1.2 V，30 mV/s，2 个周期；(c)恒电压法：0.8 V，2 min；

(d)添加 NaNO₃，恒流：2.0 mA/cm²；(e)添加(NaPO₃)₆，恒流：0.4 mA/cm²

2.2.2　电化学模板构筑法

1. NAPPy-AAO 的构筑

为利于研究 NAPPy 仿生离子通道的离子运输性质，将 NAPPy 构筑在 AAO 纳米多孔膜的孔道内表面，即形成镶嵌在 AAO 内的 PPy 纳米管。如图 2 - 13a 和图 2 - 13b所示，AAO 拥有高密度的纳米孔道(长度为数百微米)，孔道平均直径约为 95 nm。经过 10 个周期的循环伏安扫描后，Py 在 AAO 一侧沿着另一侧方向在孔道内表面发生电化学聚合，形成内径(即管径)约为 20 nm 的 NAPPy 纳米通道(图 2 - 13c)，镶嵌在 AAO 孔道中，长度约为 1 μm(图 2 - 13d)。值得注意的是，这里构筑在 AAO 的类细胞膜离子通道的 NAPPy，与通过电化学无模板法得到的 NAPPy/NSA 纳米阵列，在各个维度上的尺寸相差无几。NAPPy - AAO 界面的微区 EDX 元素分布(图 2 - 13e)清晰表明了 PPy(C 和 N)与 AAO(Al)的化学组分差别，以及 NAPPy 在 AAO 的分布位置与均匀性。图 2 - 14 更形象具体地展示了 NAPPy 在 AAO 内部的状态，NAPPy 生长镶嵌在 AAO 孔道内部，撕裂处剥离出来的 NAPPy 揭示了 AAO 蜂窝状的内部结构。

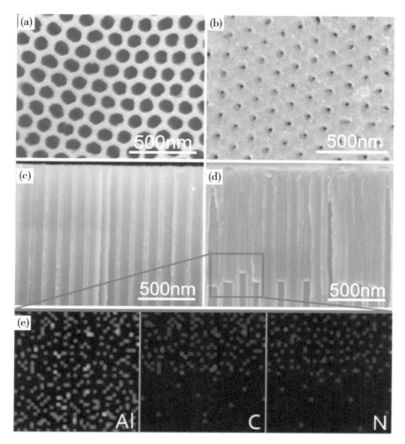

图 2 – 13 AAO、NAPPy/AAO 的 FE-SEM 图和 EDX 元素分布图

（a）AAO 的正面 FE-SEM 图；（b）NAPPy/AAO 正面 FE-SEM 图；（c）AAO 截面 FE-SEM 图；
（d）NAPPy/AAO 截面 FE-SEM 图；（e）NAPPy – AAO 微区的 EDX 元素分布图

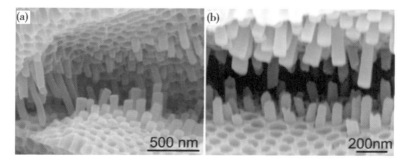

图 2 – 14 NAPPy/AAO 水平方向撕裂处的 FE-SEM 图

2. NAPPy 构筑时间与 AAO 孔径的 $I-V$ 曲线

将 NAPPy/AAO 与铂片一同夹在已打孔的封口膜间，并置于两个电化学池中间，在每个电化学池中注入 0.1 mol/L KCl 溶液。基于 NAPPy 的还原电势（-0.38 V）和氧化电势（0.12 V），开/关-电势设置为 -0.8/+0.5 V。为了操控 NAPPy 的开/关状态，由 Keithley 6487 皮安计（图 2-15a）提供开/关电势，所用电极为 Ag/AgCl 电极和铂片，开态：-0.8 V，10 min；关态：+0.5 V，10 min。NAPPy 的周期性开/关态都在电化学池（图 2-15b）中原位施加电势（-0.8/+0.5 V）切换。测量 NAPPy 原始态和开/关态的离子运输性质，所用电极为两根 Ag/AgCl 电极，用 Keithley 6487 皮安计在 NAPPy/AAO 两侧施加从 -0.2 V 到 +0.2 V 的跨膜电位（周期：20s），记录 $I-V$ 曲线，平行测量至少 5 次后计算每个电位点的电流值。注：测量全部在室温下进行。

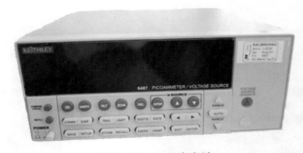

(a) Keithley 6487 皮安计

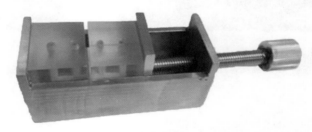

(b) 电化学池

图 2-15　NAPPy/AAO 构筑仪器

在研究 NAPPy 的通道离子运输开关效应前，需要了解 NAPPy 构筑时间（循环伏安扫描周期数）与 AAO 孔径对其离子运输性质的影响。$I-V$ 曲线旨在说明在扫描跨膜电势下的通道离子运输过程。线性 $I-V$ 曲线的斜率越大，说明通道离子运输的电导率越高，即阻力越小；当 $I-V$ 曲线非线性非对称时，通道的离子运输则可能出现整流效应。

应用不同的循环伏安扫描周期数得到一系列通道内径尺寸的 NAPPy，如图 2-16 所示。镶嵌在 AAO 的 NAPPy 的外径不变化，其壁厚与循环伏安扫描周期数的关系曲线如图 2-16a 所示，其关系式为 $y = 5.255x - 0.214x^2 + 0.003x^3$。关系曲线很明显是非线性的，在 25 周期时，NAPPy 壁厚在 AAO 孔道中已达到最大值，即通道在构筑时就被聚合物堵上。图 2-16b 为五种循环伏安扫描周期数得到的 NAPPy 所对应的通道内径尺寸。0 周期，即空白 AAO，其通道内径为 96.2 nm；5 周期到 20周期，通道内径逐渐减小；30 周期，通道内径为 0 nm，即 NAPPy 不存在通道结构（实心）。需要说明的是，循环伏安扫描周期数影响了 NAPPy 的通道内径，同时也影响了 NAPPy 镶嵌在 AAO 孔道的长度，而由于 $I - V$ 曲线在此实验中受 NAPPy 长度的影响可以忽略不计，所以本节不讨论 NAPPy 的长度。NAPPy - AAO 在0.1 mol/L KC1 溶液中，在其两侧施加从 -0.2V 到 +0.2V 的跨膜电位，用 Keithley6487 皮安计记录不同 NAPPy 通道内径的 $I - V$ 曲线如图 2-16c 所示，五条 $I - V$ 曲线多呈现线性，其斜率与 NAPPy 通道内径成正比，即大通道内径 NAPPy 的离子运输电导率更高，所以在相同跨膜电位下，允许更大的离子运输量。30 循环伏安扫描周期数得到 NAPPy 的 $I - V$ 曲线是一水平线，是因其不具有通道结构而不允许离子通过。

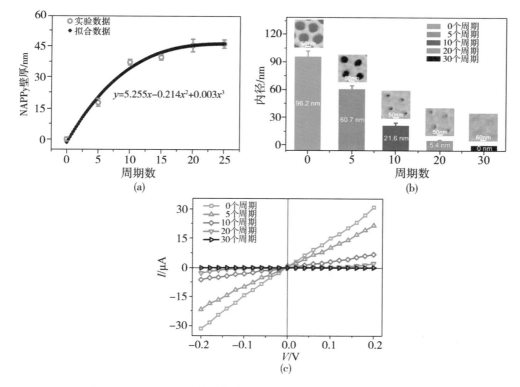

图 2-16　NAPPy 构筑时间与 AAO 孔径对其离子运输性质的影响
（a）循环伏安扫描周期数与 NAPPy 壁厚的关系曲线；（b）NAPPy 内径与扫描周期数的关系；
（c）不同扫描周期的 $I - V$ 曲线

将循环伏安扫描周期数固定(如 10 个周期),研究三种不同孔径的 AAO 中 NAPPy 的构筑情况,用皮安计记录的 $I-V$ 曲线如图 2-17 所示。由图可知,相同电化学构筑条件下,越大孔径的 AAO 得到 NAPPy 的 $I-V$ 曲线斜率越大,即在相同跨膜电势下,其离子运输量越大。这是因为在相同电化学构筑条件下,生成的 NAPPy 壁厚大致相同,所以 AAO 孔径越大,镶嵌在其里面的 NAPPy 的通道内径就越大,离子运输电导率或运输量自然也就越高。

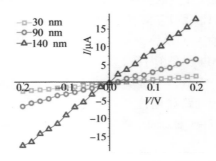

图 2-17　构筑在不同 AAO 孔道尺寸的 NAPPy 的 $I-V$ 曲线
(相同的电化学时间:10 个周期的循环伏安扫描)

2.3　电活性生物材料类生物离子通道的可控性

与化学法合成导电聚合物纳米结构相比,电化学法具有更大的调控空间,可对纳米结构进行精细的调控。下面主要讨论单因素如聚合时间、PBS 的 pH 值与浓度、单体和掺杂剂浓度、聚合温度等对 NAPPy 纳米结构的影响。

2.3.1　聚合时间对类生物离子通道的结构调控

图 2-18 为聚合时间对 NAPPy 形貌的影响,即 NAPPy 纳米结构的生长过程。在 30 s(图 2-18a)时,大量的小突起生成,这是 Py 纳米胶束自组装的初始阶段;随着聚合时间延长(1 min 和 3 min),进一步的自组装使小突起密度加大且长度增加,呈现小圆锥状(图 2-18b、c);最后,在 7 min 生长成长度约 700 nm 而且有明显开口的纳米管结构(图 2-18d)。聚合时间越长,自组装构筑出的纳米结构越长。

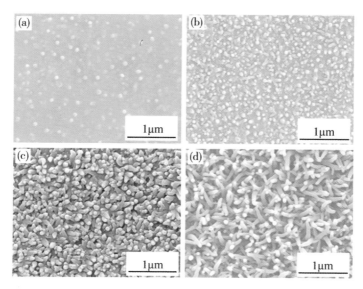

图 2 - 18　聚合时间对 NAPPy 纳米结构的影响

(a)30 s；(b)1 min；(c)3 min；(d)7 min

2.3.2　缓冲液的 pH 值与浓度对类生物离子通道的结构调控

在钛植入体表面引入生物分子来构筑纳米结构的 NAPPy，可有望应用于生物医学领域，因此需要开发温和的电化学体系来构筑 NAPPy。本研究以仿生理环境的 PBS 为电解液介质，探讨了 PBS 的 pH 值和浓度对 NAPPy 纳米结构的影响。

将 PBS 电解质的浓度固定为 0.5 mol/L，调节 PBS 的 pH 值，构筑的 NAPPy 纳米结构如图 2 - 19 所示。在 pH = 5.7 的 PBS 中，无法构筑出 NAPPy，形成了光滑的无规则的 PPy 膜层（图 2 - 19a）。当 pH 值从 6.2（图 2 - 19b）递增到 7.2（图 2 - 19e）时，NAPPy 的纳米结构从短而粗的圆锥状逐渐演变成长而细的圆柱状，顶端开口清晰可见。

在 pH = 6.8 的 PBS 溶液中，改变 PBS 的浓度，构筑的 NAPPy 纳米结构如图 2 - 20 所示。与 PBS 的 pH 值类似，随着 PBS 的浓度从高到低，构筑的纳米结构也从短而粗的圆锥状递进至长而细的圆柱状。为了定量地评价 NAPPy 的几何拓扑结构，这里人为地定义 R 值，如图 2 - 21 所示，$R = OD_1/OD_2$，其中 OD_1 是纳米管的顶部直径，OD_2 是距离纳米管顶部 200 nm 处的直径；ID 是纳米管的管径（内径）。当 R 值越接近 1，NAPPy 的纳米结构越趋于圆柱状。图 2 - 21 表明，R 值和 ID 值都与 PBS 的 pH 值成正比而与浓度成反比，ID 值表现得相对线性。换言之，高浓度和低 pH 值的 PBS 体系更利于构筑出大管径的圆柱纳米结构（高 R 值）。所以，通过 PBS 的 pH 值和浓度的协同调节，能够对 NAPPy 的纳米结构进行精细调控。

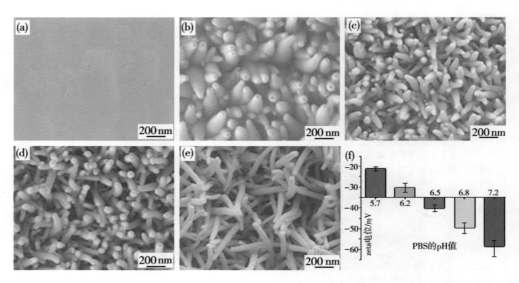

图 2-19　0.5mol/L 的 PBS 溶液 pH 值对 NAPPy 纳米结构和 Py 胶束 zeta 电位的影响

(a)pH=5.7；(b)pH=6.2；(c)pH=6.5；

(d)pH=6.8；(e)pH=7.2；(f)PBS 的 pH 值与 Py 胶束 zeta 电位的关系

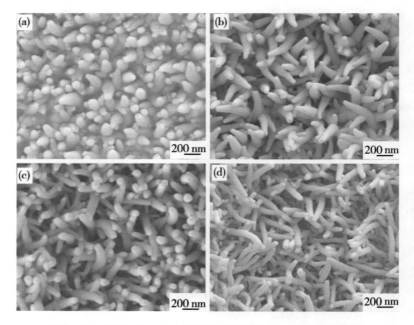

图 2-20　PBS(pH=6.8)不同浓度下构筑的 NAPPy 纳米结构

(a)1.5 mol/L；(b)1.0 mol/L；(c)0.5 mol/L；(d)0.2 mol/L

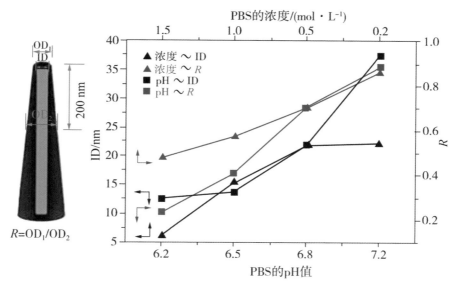

图 2 – 21 PBS 的 pH 值和浓度与 NAPPy 纳米结构内径（ID）
和 R 值的关系（R 值的定义见左图）

　　Py 纳米胶束与游离 Py 的热力学平衡受 pH 值、离子强度、体系组分和温度等影响[26,27]。低 pH 值和高离子浓度的 PBS 加大了 Py 的溶解度，形成更多的游离 Py（同时 Py 纳米胶束数量减少）。游离 Py 在 Py 纳米胶束自组装的同时也在纳米结构外表面参与了初期的聚合，所以在低 pH 值和高离子浓度的 PBS 中，NAPPy 纳米结构是粗而短的圆锥状。

　　关于 PBS 的 pH 值与 NAPPy 的长度（生长速率）的关系，Hermández 等[28]报道低 pH 值的纳米线生长速率更高，这与本研究的实验结论不一致。本研究认为 pH值恒定的 PBS 能给 NAPPy 电化学构筑提供一个稳定的聚合介质，对 Py 纳米胶束的稳定自组装无疑起至关重要的作用。在高 pH 值（碱）的介质中，PBS 起到一种类催化剂的作用，大幅度降低了 Py 的阳极氧化和 Py 双阳离子二聚或低聚链的双去质子化的能垒，从而加速了 Py 纳米胶束的自组装。根据图 2 – 19 提供的信息，随着 pH值的增加，Py 纳米胶束的 zeta 电位从 – 18.6 mV 递增到 – 59.5 mV，意味着偏碱的 PBS 使 Py 纳米胶束能够在反应介质中更稳定地分散而存在。所以，高 pH 值的 PBS使 Py 纳米胶束在预成核层表面更稳定、更快速地自组装而构筑出长度更大的纳米结构，而低 pH 值 PBS 由于胶束的不稳定，只能聚合游离的 Py 形成无规则的 PPy膜层（图 2 – 19a）。需要指出的是，过高 pH 值的反应介质容易导致电化学聚合过程中 PPy 过氧化而出现化学结构的破坏，进而影响 NAPPy 的物理/化学性质[28]。

2.3.3　单体浓度对类生物离子通道的结构调控

Py 浓度对 NAPPy 纳米结构的影响如图 2 – 22 所示。当 Py 浓度为 0.05 mol/L 时，细长的 NAPPy 无序交错成网状结构（图 2 – 22a）；当 Py 浓度为 0.1 mol/L 时，NAPPy 长度有所减小、直径有所增大（图 2 – 22b）；当 Py 浓度递增至 0.2 mol/L 时，得到有序的纳米结构，其长度较小且呈圆锥状（图 2 – 22c）；浓度进一步增加至 0.4 mol/L 时，形成粗壮无序的圆锥状纳米结构（图 2 – 22d）。由此可以看出，单体浓度对于 NAPPy 的构筑有显著影响，在特定浓度范围内，才能构筑出有序的 NAPPy。NSA 与 Py 纳米油滴形成 Py 纳米胶束，纳米胶束的持续自组装形成了类纳米线的结构。在低的单体浓度体系中，游离 Py 的浓度也低，游离 Py 参与 Py 纳米胶束自组装过程的量就更低，所以构筑出圆柱状的纳米结构。相反，在高单体浓度的体系中形成圆锥状的纳米结构。Py 纳米胶束自组装的稳定性受电解液体系中的诸多因素的影响。过高或过低的 Py 浓度都不利于 Py 纳米胶束稳定地自组装，即不能构筑出有序的 NAPPy。

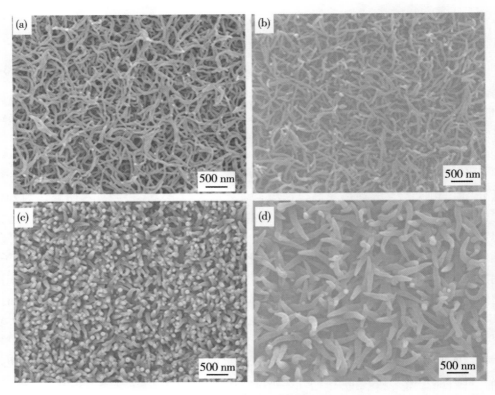

图 2 – 22　Py 浓度对 NAPPy 纳米结构的影响
（a）0.05 mol/L；（b）0.1 mol/L；（c）0.2 mol/L；（d）0.4 mol/L

2.3.4 掺杂剂浓度对类生物离子通道的结构调控

如图 2 – 23 所示，掺杂剂 NSA 的浓度也影响 NAPPy 的构筑。NSA 浓度为 0.005 mol/L(图 2 – 23a)、0.01 mol/L(图 2 – 23b)和 0.02 mol/L(图 2 – 23c)，均得到类似的 NAPPy。但在 0.01 mol/L 的浓度中，构筑出更有序的 NAPPy；NSA 浓度越高，NAPPy 的圆锥状越明显。NSA 作为酸性掺杂剂，NSA 浓度的增大使电解液 pH 值降低，有利于 Py 的电化学聚合[29]。同时，增大 NSA 浓度，Py 纳米胶束在体系中的稳定性更高，从而提高 Py 纳米胶束自组装的稳定性，得到有序的纳米结构。然而，如果 Py 溶解度随 pH 值降低而进一步增大，过高浓度的游离 Py 致使纳米胶束自组装的稳定性受到影响，自组装的中心发生偏移，纳米结构的有序性则随之降低且呈明显的圆锥状。因此，NSA 浓度过高无法制得取向一致的 NAPPy 纳米线。

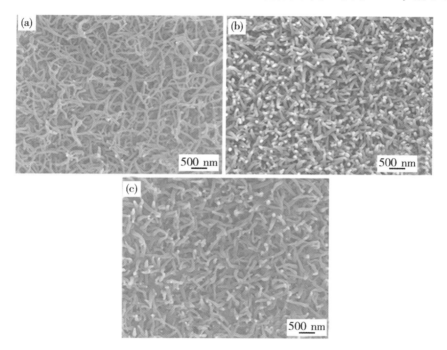

图 2 – 23 NSA 浓度对 NAPPy 纳米结构的影响
(a)0.005 mol/L；(b)0.01 mol/L；(c)0.02 mol/L

2.3.5 聚合温度对类生物离子通道的结构调控

图 2 – 24 为不同聚合温度对 NAPPy 纳米结构的影响。在聚合温度为 0℃时获得细长的 NAPPy，其直径为 40 ~ 60 nm(图 2 – 24a)；25℃时，纳米结构的直径增大至 80 ~ 100 nm，且有序性更高(图 2 – 24b)；当聚合温度升高至 50℃时，得到的是

粗而短的圆锥状 NAPPy(图 2 – 24c)。一般而言，高的反应温度有利于提高反应速率，但在 PPy 的电化学聚合中，高温条件获得粗短的圆锥状纳米结构，这是因为：(1)Py 的聚合是在恒流模式下进行的，即同一反应面积和聚合时间下得到聚合物的量是等同的，所以 NAPPy 纳米结构要么是细而长，要么短而粗；(2)高的聚合温度使 Py 溶解度增大(游离 Py 的浓度增大)，导致能够自组装的 Py 纳米胶束数量减少，参与外部聚合的游离 Py 浓度升高(Py 纳米胶束自组装稳定性下降)，使纳米线直径增大，因此无法构筑出细长的圆柱状纳米结构。Yang 等[22,30] 报道了在低温条件下得到的 PPy，其分子链排列有序(结晶度高)、聚合物中缺陷结构含量少、产物电导率高，其原因可能是在低温条件下得到的纳米结构细长、比表面积大、载流子在聚合链中运动的阻力更小。

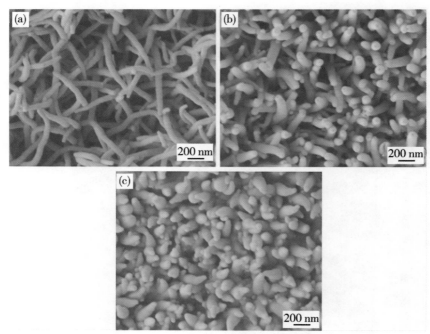

图 2 – 24　反应温度对 NAPPy 纳米结构的影响
(a)0℃；(b)25℃；(c)50℃

2.3.6　生物分子掺杂对类生物离子通道的结构调控

NAPPy 作为植入体内细胞离子通道的智能界面而被研究，因此生物相容性的功能(如掺杂生物分子)研究对其应用则十分重要。本节研究了生物分子代替 NSA 作为掺杂剂进入 NAPPy 中，即生物分子既作为生物功能组分存在于 PPy 基质中，又作为 NAPPy 构筑的引导剂。这些生物分子可以是生物大分子，如 CS 和 Hep(细胞外基质组分)，也可以是生物小分子，如 2-氨基乙磺酸(Tau)和骨相关分子

（Cit）。图 2 – 25 为通过电化学无模板调控构筑的掺杂了生物分子的 NAPPy 纳米结构，它具有与 NAPPy/NSA 相似的一维非圆柱状拓扑结构。其中掺杂生物大分子的 NAPPy（图 2 – 25a、b）比掺杂生物小分子（图 2 – 25c、d）的更粗壮而且管口更大。Shi 等[31]研究了生物大分子引导构筑 NAPPy 的机理，他们认为生物大分子的长分子链提供的活性基团吸附游离 Py 或 Py 纳米油滴，然后沿着分子链发生电化学聚合而形成纳米结构。然而，生物小分子虽然能提供活性基团，但其分子结构远不足以形成受限的空间以引导纳米结构的生长，所以生物小分子在电化学体系中的作用并不明确。

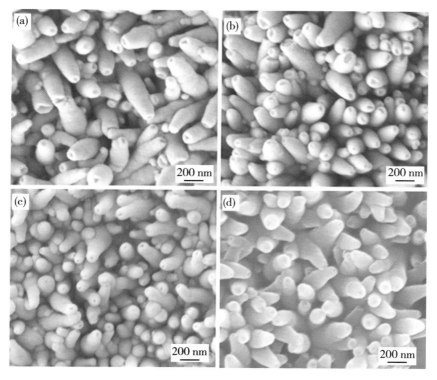

图 2 – 25　生物分子掺杂的 NAPPy
（a）CS；（b）Hep；（c）Tau；（d）Cit

1. Tau 掺杂 NAPPy

Tau 是一种含硫的游离氨基酸，在体内有独特的生理和药物功能，如蛋白质磷酸化，调节 Ca^{2+} 在膜离子通道的运动和消除氧自由基等[32,33]，同时 Tau 是哺乳动物正常生长发育所必需的营养物质，尤其对胎儿和婴儿神经系统的发育有不可替代的作用，缺乏它容易导致组织分化及免疫系统发育的缺陷。据报道，Tau 在骨细胞中的含量很高，参与了骨代谢，可促进骨形成并抑制骨质疏松[34]。

PBS 的 pH 值通过 Py 纳米胶束与游离 Py 的关系对 NAPPy/NSA 的构筑有精细

　　的影响，那 pH 值对 NAPPy/Tau 构筑的影响又是怎么样的呢? 图 2 - 26 为不同 pH
值的 PBS 对 NAPPy/Tau 纳米结构的影响，在 pH 为 6.2、6.8、7.4(生理值)和 8.0
的 PBS 中，构筑的 NAPPy/Tau 纳米结构发生了非线性变化。pH 6.2 时 NAPPy/Tau
为直径(236.3 ± 22.7)nm 的紧密堆积的纳米颗粒(图 2 - 26a);pH 6.8 时 NAPPy/
Tau 为带有开口结构的葫芦状纳米柱，顶端外径(217.1 ± 29.6)nm(图 2 - 26b);
pH 7.4 时 NAPPy/Tau 为外径(210.4 ± 10.1)nm 的无序纳米线网络(图 2 - 26c);
pH 8.0 与 pH 6.2 形成了相似的紧密堆积的纳米颗粒[直径(228.8 ± 21.3)nm](图
2 - 26d)。这与 pH 值对 NAPPy/NSA 纳米结构的影响规律不一样，说明了 NAPPy/
NSA 的构筑机理不适用于 NAPPy/Tau。值得注意的是，上述四种 NAPPy/Tau 纳米
结构在某维度上的尺寸相近，如纳米颗粒与葫芦状纳米柱顶部、纳米线的直径都没
有显著性差异，这表明 NAPPy/Tau 在不同 pH 值的 PBS 中构筑都经历了一个相同
的阶段。

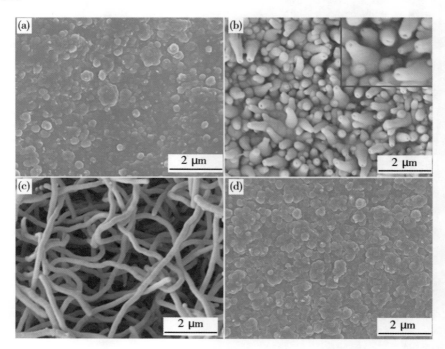

图 2 - 26　PBS(0.1 mol/L Tau)的 pH 值对 NAPPy/Tau 纳米结构的影响
(a)pH = 6.2;　(b)pH = 6.8;　(c)pH = 7.4;　(d)pH = 8.0

　　用 ATR-FTIR 技术分析了四种 NAPPy/Tau 纳米结构的化学成分如图 2 - 27 所
示。四谱图中的峰 1528、1459 和 780 cm^{-1} 分别归属于 Py 环的 C $=$ C 伸缩振动、
C $=$ N 伸缩振动和 C—H 面外变形振动[35]。峰 1154 cm^{-1} 和 1029 cm^{-1} 则源于
O $=$ S $=$ O 的非对称与对称振动[36]，峰 675 cm^{-1} 属于—HSO$_3$ 的伸缩振动，这说明

在四种不同 pH 值的 PBS 中构筑的 NAPPy 都含有或掺杂了 Tau 或 Tau 基的物质[37]。只出现在图 2 - 27b、图 2 - 27c 和图 2 - 27d 的峰 1366 cm^{-1} 归属于—SO$_2$NH—，此基团是来自于缩聚反应形成的 PTau(由于 Py 环的 N—H 中的 H 相对稳定，所以不可能通过它与—HSO$_3$ 作用形成—SO$_2$NH—)。峰 1366 cm^{-1} 在图 2 - 27a 没有出现，即说明了图 2 - 27a 中的峰 675 cm^{-1} 是 Tau 小分子链上的—HSO$_3$，而该峰在图 2 - 27b、图 2 - 27c 和图 2 - 27d 上则属于 PTau 聚合物链上的尾基团—HSO$_3$。所以，有理由认为在 pH 6.8、pH 7.4 和 pH 8.0 的 PBS 中构筑的 NAPPy 掺杂的是 PTau(仍简写为 NAPPy/Tau)，而在 pH 6.2 则是 Tau。

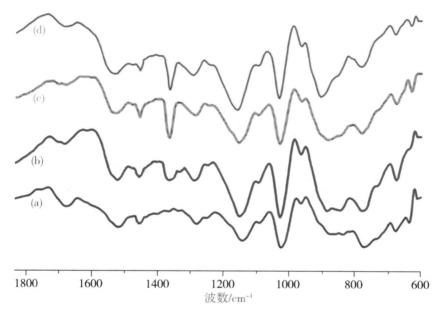

图 2 - 27　不同 pH 值的 PBS 中形成的 NAPPy 的 ATR - FTIR 谱图
(a)pH 6.2；(b)pH 6.8；(c)pH 7.4；(d)pH 8.0

为证实上述的判断，通过测量循环伏安工作曲线来研究 NAPPy/Tau 在不同 pH 值的 PBS 中的构筑过程，如图 2 - 28 所示。根据 Wang 等的报道[38]，为了修饰感应器的工作电极，采用循环伏安法在电极表面将 Tau 电聚合成 PTau。从图 2 - 28 可以看出，还原峰 - 1.0 ~ - 1.5V 出现在所有工作曲线，而氧化峰 - 0.3 ~ 0.3V 在图 2 - 28a 观察不到。这表明了该电化学体系下 PTau 只形成于在 pH 6.8(图 2 - 28b)，pH 7.4(图 2 - 28c)和 pH 8.0(图 2 - 28d)的 PBS 中，而在 pH 6.2 的 PBS 中，由于酯化的反应能或能垒可能更高而导致无法聚合形成 PTau。除了图 2 - 28a，其它循环伏安工作曲线的氧化还原峰随着循环数增加而正向移动，这说明产物 NAPPy 对 PTau 的形成有一定的催化作用。Qu 等报道了 PTau 对 PPy 微结构具有类似的催化作用[39]，但仍需要开展更多的研究工作来提示其催化机理。另外，随着循环数的递增，氧化峰尤其是还原峰的峰高明显增强，说明 PTau 在持续地生长。值得注意的是，图 2－28d 的还原峰对应的电流值比其它三条循环伏安工作曲线的高，其电流从 －5.8 mA 快速递增至 －8.0 mA。据此可推定，PTau 在 pH 8.0 的 PBS 中，其快速的生长速率和营造的无序受限空间导致了紧密堆积的纳米颗粒的形成，而只有当 PTau 的生长速率合适时，才能形成有序的受限空间以引导构筑出精细的 NAPPy 纳米结构。

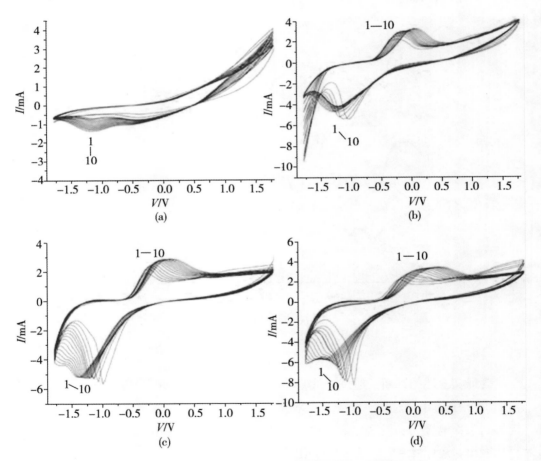

图 2－28　在不同 pH 值的 PBS 中形成的 NAPPy 的循环伏安曲线

（a）pH＝6.2；（b）pH＝6.8；（c）pH＝7.4；（d）pH＝8.0；图中 1—10 表示循环伏安测试的循环次数

在许多研究工作中，可通过 KFM 获取的表面电势图来作为证实特定分子或物质存在的一种补充手段[40,41]。图 2－29 为在医用钛表面应用 KFM 间接地证明在无 Py 的 PBS 中是否有 PTau 生长。纯医用钛（图 2－29a）的十点平均表面电势（V_{zjis}，

绝对值)是 0.06 V，与在 pH 6.2 的 PBS(含有 0.1 mol/L Tau)中经历循环伏安处理
(CV)后的医用钛(图 2-29b)的 V_{zjis} 相近。相比之下，在 pH 7.4 的 PBS 中经历 CV
后的医用钛(图 2-29c)的 V_{zjis} 是 1.46 V。综合图 2-28 和图 2-29 的信息，可以判
定，高的 V_{zjis} 是源于医用钛在 pH=7.4 的 PBS 中有 PTau 的生长，而在 pH=6.2 的
PBS 中没有。

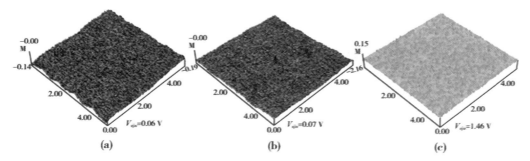

图 2-29　医用钛电极经过循环伏安后的 KFM 表面电势图(Tau 0.1 mol/L)
(a)医用钛；(b)医用钛在 pH=6.2 的 PBS 中；(c)医用钛在 pH=7.4 的 PBS 中

据此可得出 NAPPy/Tau 在医用钛表面的电化学无模板构筑机理。首先，在含
有 Tau 的 PBS(pH 6.8 和 pH 7.4)中，单体 Py 以游离 Py 和 Py 纳米油滴(190.5 nm，
图 2-30a)的形式存在，这两种单体形式处于热力学平衡并受离子浓度和 pH 值等
影响。该纳米油滴比在 PBS-NSA 体系中的大得多，所以构筑的纳米结构必然相应
地更大。CV 开始后，Tau 通过磺酸根与氨基发生分子间缩聚反应(非分子内酯化，
图 2-30h)，得到聚合物 PTau 链竖立于医用钛表面，并且营造出有序的受限空间
(图 2-30b)。由于 CV 电势和 Py 与 PTau 链的氢键作用，Py 纳米油滴被引入受限
空间(图 2-30c)。Py 纳米油滴与医用钛接触后发生电化学聚合反应形成初期纳米
产物(纳米粒，图 2-30d)。随着循环次数的递增，PTau 持续生长，Py 纳米油滴在
受限空间的自组装及聚合反应同步进行(图 2-30e)，构筑为较长的纳米柱(图 2-
30f)和最终的纳米结构(图 2-30g)。不同 pH 值的 PBS 对 NAPPy 纳米结构有较大
的影响。在 pH 6.8 和 pH 7.4 的 PBS 中，由于 Py 纳米油滴的浓度(Py 的溶解度对
pH 敏感)、受限空间的形成速率和后续 Py 纳米油滴的自组装速率的不同，导致最
终分别构筑出纳米柱(图 2-26b)和纳米线网络(图 2-26c)。而在 pH 6.2 和
pH 8.0 的 PBS 中构筑的 NAPPy/Tau，由于 PTau 生长和受限空间的形成失败，导致
了 Py 纳米油滴的无序自组装，最终形成紧密堆积的纳米颗粒(图 2-26a 和图
2-26d)。总而言之，不能形成 PTau 的体系中构筑的是掺杂 Tau 的紧密堆积纳米颗
粒(pH 6.2)，无序的受限空间导致掺杂 PTau 的紧密堆积的纳米颗粒的生长

（pH 8.0），而有序的受限空间引导了掺杂 PTau 的纳米柱（pH 6.8）和纳米线网络（pH 7.4）的构筑。

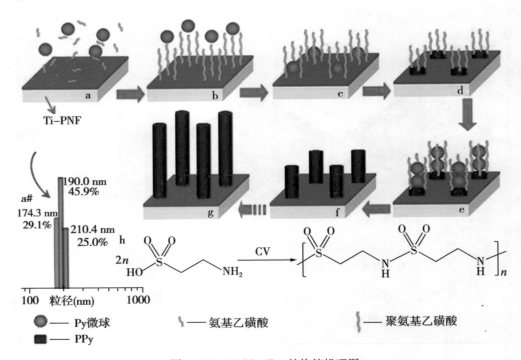

图 2 - 30　NAPPy/Tau 的构筑机理图

应该指出的是，形成的有序受限空间的尺寸必须能容纳 Py 纳米油滴，这时纳米结构的大小则取决于 Py 纳米油滴而不是受限空间。图 2 - 31 的结果也证实了这个观点，当 PBS（pH 7.4）溶液中含有 0.2mol/L Tau 时，钛表面生成纳米线（图 2 - 31a）；当 Tau 的浓度为 0.3mol/L 和 0.4mol/L 时，分别形成相对低密度的纳米线（图 2 - 31b）和光滑的 PPy 膜（图 2 - 31c）。相比于 0.1mol/L 和 0.2mol/L 的 Tau，0.4mol/L 的 Tau 的聚合形成的有序受限空间过窄，致使 Py 纳米油滴不能进入，只能引发游离 Py 的聚合而形成光滑的 PPy 膜。在 0.3mol/L Tau 的 PBS 中，有序受限空间的尺寸处于临界值，只允许有限的 Py 纳米油滴进行自组装，最终得到相对低密度的纳米线。也就是说，Tau 聚合形成的 PTau 链的状态决定了 NAPPy 的构筑取向。

生物小分子 Tau 引导 NAPPy 的构筑机理与非生物分子 NSA 的构筑机理有显著的差别，所以在 PBS-Tau 体系中用非恒流法（循环伏安法）也能构筑 1D NAPPy，而在 PBS - NSA 体系中循环伏安法只能得到纳米线网络。

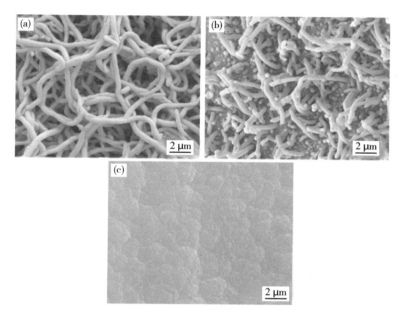

图 2 - 31 Tau 浓度对 NAPPy/Tau 纳米结构的影响

(a)0.2mol/L; (b)0.3mol/L; (c)0.4mol/L

2. Cit 掺杂 NAPPy

Cit 是一种具有三羧基一羟基的生物小分子,在新鲜骨中含量约占 1%[42],在很多水果(如柠檬)中大量存在。它作为 Ca^{2+} 的生物配体参与骨中无机矿物的代谢过程[43,44]。Cit 及其衍生物作为一种修饰类的生物活性分子已被应用于生物医学领域,如骨植入体、药物释放体系和组织工程[45-49]。在制备金属/无机纳米结构中,Cit 被广泛地作为还原剂、络合剂和稳定剂使用,但它在独立辅助构筑聚合物纳米结构方面未见报道。Cit 在构筑 NAPPy 中的作用是否与同为生物小分子的 Tau 一样?本课题组为此进行了下面的系列研究。

在 pH 7.4 的 PBS 体系中,应用 Cit 通过电化学无模板恒流模式构筑 NAPPy,其材料特征如图 2 - 32 所示。图 2 - 32a ~图 2 - 32c 中,高密度的圆锥状实心纳米结构垂直于基底生长,其高度约为 800 nm,顶端外径为 70 nm。不同于 NSA 和樟脑磺酸(CSA),Cit 不是传统导电聚合物的掺杂分子。为进一步了解 NAPPy 纳米圆锥,采用 ATR - FTIR 分析其化学组分如图 2 - 32d 所示。在 1525 cm^{-1}、1462 cm^{-1} 和 772 cm^{-1} 处的峰分别归属于 Py 环的 C=C 伸缩振动、C=N 伸缩振动和 C—H 面外变形振动[35];相对强的峰 1583 cm^{-1} 和 1249 cm^{-1} 则源于 Cit 中—COOH 的 C=O 和 C—O 伸缩振动[50];1350 cm^{-1} 和 631 cm^{-1} 的峰属于 Cit 分子中间碳的 —OH 的变形振动和伸缩振动[36],而 1145 cm^{-1} 峰则与 Cit 分子中 C—OH 的 C—O 的伸缩振动相关。这些信息表明,在 PBS 中通过电化学无模板法使 Cit 被掺杂入 NAPPy 中。通过 XPS 技术(图 2 -31e)进一步证实 Cit 在 PPy 基质中的存在[51]。

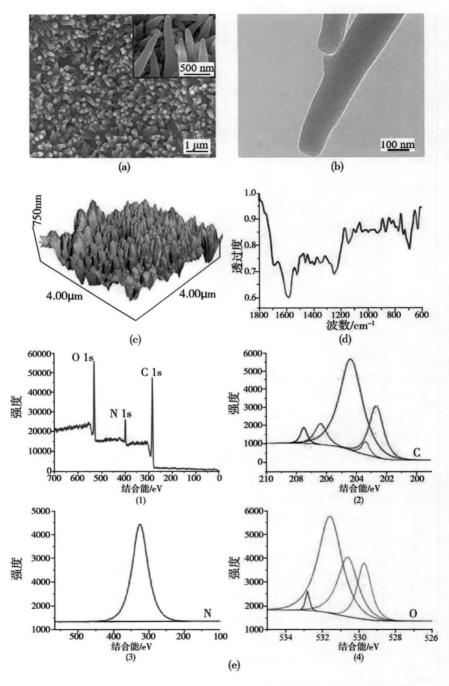

图 2－32　在含有 0.05 mol/L Cit 的 PBS(pH＝7.4)中构筑的 NAPPy/Cit 的材料学表征
(a)FE-SEM；(b)TEM；(c)AFM 图；(d)ATR-FTIR；(e)XPS 谱图

在很多报道中，利用 Cit 制备 Au 和 CuO 等金属/无机纳米材料，并且纳米结构由于络合作用可以通过 Cit 与金属离子的摩尔比进行调控[52-54]。因此，为了阐述 Cit 在 NAPPy 构筑中的作用，笔者研究了 PBS 的 pH 值(影响 Py 的溶解度)及 Cit 的浓度对 NAPPy 纳米结构的影响，结果如图 2-33 所示。在 pH 7.4 的 PBS 体系中，增加 Cit 的浓度至 0.10 mol/L，形成与圆锥状几乎一样的纳米结构(图 2-33a)，当 Cit 的浓度下降至 0.02 mol/L 时，得到的是直径约为 100 nm 的紧密堆积的纳米颗粒(图 2-33b)。在含有 0.02 mol/L Cit pH 8.0 的 PBS 中，发现得到的是高密度有取向的短圆柱状的 NAPPy(图 2-33c)。而在 0.1 mol/L Cit 且 pH 值为 6.5 的 PBS 中，却形成了相对光滑的 PPy 膜层(图 2-33d)。前期工作已表明，Py 在 PBS 中以游离 Py 和 Py 纳米油滴的形式存在，且高的 pH 值降低了 Py 的溶解度，即 Py 纳米油滴的浓度增大。所以，有理由认为 Cit 通过与游离 Py 和 Py 纳米油滴的相互作用参与了 NAPPy 的构筑。

用 XRD 技术可揭示 Cit 浓度与 NAPPy 结晶度的关系。首先，XRD 记录了在含有 0.10 mol/L[图 2-33e(1)]、0.05 mol/L[图 2-33e(2)]和 0.02 mol/L[图 2-33e(3)]的 PBS(pH 7.4)中构筑的 NAPPy 的结晶性。在这三条 XRD 谱图中，只在图 2-33e(1)中出现了唯一的峰($2\theta = 13.0°$)，这源于 PPy 链的有序排列，通过布拉格方程可计算 PPy 链之间的间距 $d = 5.9$Å。结果表明，当 Cit 的浓度达到一定值时，PPy 链的排列会呈现有序性，这与一些报道中的非晶状或部分结晶状的 PPy 微纳结构[22,24,55]有差异。也就是说，在分子和纳米水平上，Cit 在 NAPPy 的构筑中都发挥着独特的作用。至于 PBS 的作用，前面的讨论已经阐述了其通过恒定的 pH 值给 NAPPy 的电化学构筑过程提供一个稳定的聚合介质，这对纳米单元的稳定自组装至关重要。

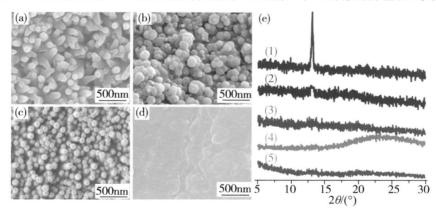

图 2-33　PBS 介质对 NAPPy/Cit 纳米结构的影响
(a)pH 7.4，0.10 mol/L Cit；(b)pH 7.4，0.02 mol/L Cit；
(c)pH 8.0，0.02 mol/L Cit；(d)pH 6.5，0.10 mol/L Cit；
(e)NAPPy/Cit 纳米结构的 XRD 图谱：(1)pH7.4，0.10 mol/L Cit；
(2)pH 7.4，0.05mol/L Cit；(3)pH 7.4，0.02 mol/L Cit；
(4)1D NAPPy/NSA；(5)无规 PPy/Cl 膜

综上所述，提出 NAPPy/Cit 在医用钛表面的电化学无模板构筑机理如图 2－34
所示。首先，在含有 Cit 的 PBS 中，单体 Py 以游离 Py 和 Py 纳米油滴（平均粒径约
70 nm，图 2－34a#）的形式存在（图 2－34a），这两种单体形式处于热力学平衡并受
离子浓度和 pH 值等因素影响。由于 Cit 分子中的 C＝O 有未共用电子对[56,57]，与
Py 的 N—H 容易形成氢键，所以游离 Py 和 Py 纳米油滴能够捕获 Cit 形成络合物（定
义为游离 Py/Cit 和 Py 纳米油滴/Cit）而稳定于 PBS 中（图 2－34b）。在垂直于基底的
电势引导下，Py 纳米油滴/Cit 向基底（医用钛＋预成核层）表面迁移，并发生电化学
聚合形成初期的纳米结构（图 2－34c）。由于边缘效应，初期纳米结构边缘具有更高
电场，而促进 Py 纳米油滴/Cit 沿着电势的方向有序地自组装构筑出 1D NAPPy/Cit
（图 2－34d）。同时，游离 Py/Cit 在纳米结构外表面聚合致使纳米结构的尺寸变大；
纳米结构部分越早形成，游离 Py/Cit 在其外表面聚合的量就越大，从而形成圆锥状
的 NAPPy。Cit 浓度与 PBS 的 pH 值对 NAPPy 纳米结构的影响机理如下：

（1）在含有高浓度 Cit 的 PBS 中（见图 2－33a），Cit/Py 的摩尔比足够高，Py 纳
米油滴内部有相当多的 Cit。在 Py 纳米油滴被引发聚合后，Cit 通过氢键作用引导
PPy 链有序排列（图 2－34d#），这可从图 2－33e（1）得到证实。

（2）游离 Py 捕获 Cit 的能力强于 Py 纳米油滴，即游离 Py 优先捕获 Cit 而稳定。
所以当 Cit 浓度低时，其不足以稳定 Py 纳米油滴，导致 Py 纳米油滴不能有序地进
行自组装而形成紧密堆积的纳米颗粒（见图 2－33b）。

（3）在高 pH 值而含有低浓度 Cit 的 PBS 中，Py 纳米油滴数量远大于游离 Py，
在少量的 Cit 优先被游离 Py 捕获后，剩下的 Cit 仍能稳定一部分 Py 纳米油滴，在
可忽视的游离 Py/Cit 的参与下，构筑出了短圆柱状 1D NAPPy（见图 2－33c）。

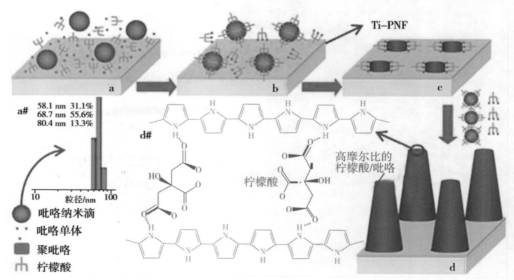

图 2－34　NAPPy/Cit 的构筑机理图

（4）在低 pH 值而含有高浓度 Cit 的 PBS 中，游离 Py 数量远大于 Py 纳米油滴，由于优先被游离 Py 捕获，消耗了全部或绝大部分 Cit，以致没有或只有相当少量的 Cit 来稳定 Py 纳米油滴，最终由游离 Py/Cit 聚合形成无规则的光滑 PPy 膜层（见图 2－33d）。

简而言之，由于 Cit 通过与单体的氢键作用稳定游离 Py 和 Py 纳米油滴，其在 NAPPy 构筑过程中发挥着重要的作用。

3. TCA 掺杂 NAPPy

在探讨电化学无模板法中 TCA 作为生物表面活性剂对 NAPPy 构筑的影响，发现 NAPPy/TCA 的纳米结构依赖于 PBS 中的 TCA 浓度。TCA 浓度从 0.01 mol/L 递增至 0.07 mol/L，最后至 0.20 mol/L，NAPPy/TCA 的纳米结构从光滑的无规则膜层（图 2－35a 和图 2－35d）递变至高度约 600 nm 的 1D 纳米圆锥阵列（图 2－35b 和图 2－35e），最后演变成紧密堆积微米颗粒（图 2－35c 和图 2－35f）。前面的研究工作已说明，在 NAPPy 的自组装构筑过程中，类表面活性剂的小分子阴离子掺杂剂（如 TCA）对 Py 纳米油滴在 PBS 中的稳定相当重要。当 TCA 浓度较低时（如 0.01 mol/L），Py 纳米油滴不能捕获足够的 TCA 分子，致使 Py 纳米油滴不能稳定存在于 PBS 中。不稳定的 Py 纳米油滴不能参与电化学聚合，只有游离 Py 发生了聚合而得到无规则膜层（图 2－35a）。在 TCA 浓度很高（如 0.2 mol/L）的 PBS 中，此浓度超过了其临界胶束浓度，TCA 聚集形成微米级的胶束，胶束内部包容了游离 Py 甚至是 Py 纳米油滴，最终自然得到紧密堆积微米颗粒（图 2－35c）。只有当 TCA 浓度在适当的范围时（如 0.07 mol/L），被稳定的 Py 纳米油滴才能有序地沿着电势方向自组装成 1D NAPPy。

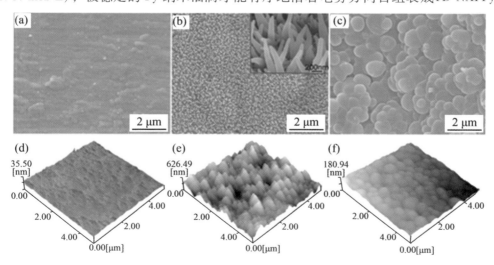

图 2－35　TCA 浓度对 NAPPy/TCA 纳米结构的影响

（a）（d）0.01 mol/L；（b）（e）0.07 mol/L；（c）（f）0.20 mol/L；（b）中插图：高倍 FE-SEM 图

在这个自组装的过程中，游离 Py 也聚合在初期纳米结构的外表面，而在水平方向加粗了纳米结构，最终构筑到 1D 纳米圆锥阵列(图 2 - 35b)。

2.4　电活性生物材料类生物离子通道的电学响应特性

2.4.1　类生物离子通道的离子运输开关

图 2 - 36a 为电活性的 NAPPy 的循环伏安曲线，两个明显的峰 - 0.38 V 和 0.12 V 分别为还原峰和氧化峰，开/关 - 电势数值(- 0.8/ + 0.5 V)则是基于此氧化还原峰设置的。另外，氧化还原峰的电流绝对值相等，说明其表现出优异的氧化还原可逆性。可逆的氧化还原性质为研究 NAPPy/NSA 周期开关效应提供了前提。

利用 Keithley 6487 皮安计对开 - 态 NAPPy 施加关电势(+ 0.5 V)，并原位记录不同时间的 I、V 值，如图 2 - 36b 所示，随着关 - 电势施加时间递增，I - V 曲线的斜率相应地减小直至在 8 min 处稳定(曲线为水平线)，说明关 - 电势逐步阻碍 NAPPy 的离子运输。相反地，对关 - 态 NAPPy 施加开 - 电势(- 0.8 V)，并原位记录不同时间的 I、V 值，如图 2 - 36c 所示，随着开 - 电势施加时间递增，I - V 曲线的斜率相应地增大，直至在 7 min 处稳定，说明开 - 电势逐步促进 NAPPy 的离子运输。图 2 - 36d 所示为施加开/关 - 电势(- 0.8/ + 0.5 V)的时间(15 min 内)与离子运输电导率的关系图，从图中可以看出，不管是开 - 电势(红色点线)还是关 - 电势(黑色点线)，在施加时间 10 min 后，电导率都处于稳定状态(水平走向)。所以，在后面的离子通道周期性开/关 - 态的操控中，统一确定施加开/关 - 电势的时间为 10 min。

用 TEM 和 AFM 观察 NAPPy 开/关 - 态的通道结构如图 2 - 37 所示。从图 2 - 37a ～ d 可以看出，开 - 态 NAPPy 有内径约为 40 nm 的通道结构，而通道结构在关 - 态时消失(实心)，但开/关 - 态 NAPPy 的外径没有发生明显变化，都与 AAO 的孔径一致(约 95 nm)；AFM 探针在 NAPPy 开 - 态时能探测到通道的一定深度，而在关 - 态时探针下行的距离很浅。这都说明开 - 态 NAPPy 具有明显的纳米通道结构，而在关 - 态时纳米通道则被关上。对 NAPPy 施加周期性开/关 - 电势，其 FE - SEM 图呈现出关 - 态 NAPPy 的表面通道关闭(图 2 - 37e，g 和 i)、开 - 态 NAPPy 的表面通道打开(图 2 - 37f，h 和 j)的现象。图 2 - 37k 为 NAPPy 经历周期性开/关 - 电势后离子运输电导的变化，电导在经历周期性的开/关 - 电势后表现出可逆的开关效应，经过 200 周期的开/关 - 电势后，发现 NAPPy 离子运输电导的开/关(约 90/0 μS)仍然保持稳定，这说明 NAPPy 通道的离子运输开关寿命理想。

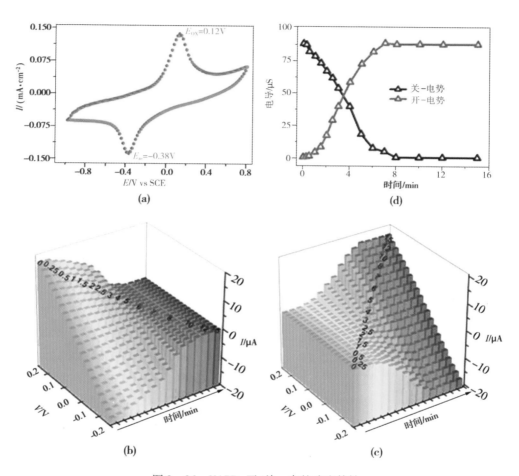

图 2 - 36　NAPPy 开/关 - 态的响应特性

（a）NAPPy 的循环伏安曲线；（b）关 - 电势施加时间的 $I - V$ 曲线；

（c）开 - 电势施加时间的 $I - V$ 曲线；（d）开/关 - 电势施加时间与离子运输电导率的关系

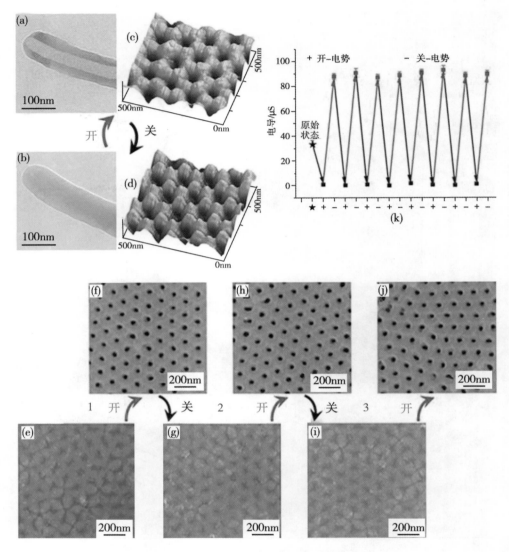

图 2 - 37　　NAPPy 开/关 - 态的通道结构差异

（a）（c）分别为开 - 态 NAPPy 的 TEM 图与 AFM 图；（b）（d）分别为关 - 态 NAPPy 的 TEM 图和 AFM 图；
（e）～（j）FE-SEM 图；（k）NAPPy 经历周期性开/关 - 电势后的离子运输电导率

2.4.2　类生物离子通道的离子运输开关机理

开/关 - 电势是如何引导 NAPPy 离子通道的开关的呢？基于以上研究结果，在此提出 NAPPy 响应开/关 - 电势的通道离子运输的开关机理，如图 2 - 38 所示。在导电聚合物氧化还原态的转变时，会伴随着基质的膨胀/收缩。对开 - 态 NAPPy 施

加 + 0.5 V 的关电势时，NAPPy 被电化学引发氧化反应，阴离子型的掺杂分子（Cl⁻）从外部的电解液(KCl)进入 PPy 链间的空间以平衡聚合物链的正电荷，同时也可能伴随着水分子的进入。原有的狭小空间被掺杂离子和水分子占据，聚合物链间的相对距离被拉大(溶胀)。由于 AAO 孔道的空间受限，聚合物基质只能垂直于纳米孔道方向往内膨胀，而压缩了通道空间。原来相对畅通的 NAPPy 纳米通道的离子运输电导率就会逐渐下降，直至形成关 - 态 NAPPy，电导率为零，即 NAPPy 纳米通道被堵塞，不允许离子(包括阴阳离子)在通道两侧运输。相反，对关 - 态 NAPPy 施加 - 0.8 V 的开 - 电势时，NAPPy 被电化学引发还原反应，掺杂分子和可能的水分子从聚合物中被驱逐出去，恢复原有狭隘的聚合物链间相对空间(反溶胀)，聚合物基质垂直于纳米孔道方向往外收缩，而扩充了通道空间，原来被堵塞的 NAPPy 纳米通道的离子运输电导率就会逐渐增加，直至形成开 - 态 NAPPy，恢复了离子在通道两侧的运输性质。这样，响应开/关 - 电势 NAPPy 完成一个周期的开关。周期性的开/关 - 电势引起 NAPPy 在 AAO 孔道的可逆体积变化，即 NAPPy 通道空间的可逆变化，进而智能操控离子在通道的运输开关性质。

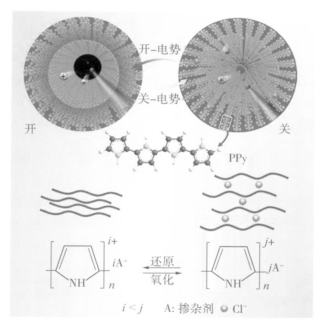

图 2 - 38　NAPPy 响应开/关 - 电势的通道离子运输开关机理图

受 VRAC 的启发，笔者对 NAPPy 类生物离子通道响应周期性开/关 - 电势引起体积变化的离子运输开关效应进行了研究。通过改变 AAO 孔道内表面的聚合时间和 AAO 孔道尺寸可调节 NAPPy 通道内径，且通道内径与离子运输的电导率成正比；NAPPy 响应 10 min 的开/关 - 电势(- 0.8/ + 0.5 V)能完全稳定地打开或关闭离子通道；响应周期性开/关－电势，类生物离子通道的 NAPPy 表现出离子运输开关效应；开/关－电势引起 NAPPy 的聚合链排列密度的变化，导致在 AAO 孔道的体积膨胀或收缩，即 NAPPy 通道空间的压缩或扩充，进而智能操控离子在通道的运输开关行为。所以，本研究工作能智能仿生 VRAC 的功能，即施加周期性开/关－电势，NAPPy 通过体积变化来调控其通道空间从而实现可逆的离子运输通道的开关。当运输的离子具有功能性时，或者替换成其它物质（如蛋白质、药物和荧光分子等），NAPPy 的类生物离子通道将实现更多潜在的智能应用。当然，这需要更多更全面和更深入的研究工作来开发其潜在功能。

参 考 文 献

[1] Guimard N K, Gomez N, Schmidt C E. Conducting polymers in biomedical engineering [J]. Progress in Polymer Science, 2007, 32(8 – 9): 876 – 921.

[2] Abidian M R, Ludwig K A, Marzullo T C, et al. Interfacing conducting polymer nanotubes with the central nervous system: chronic neural recording using poly(3,4-ethylenedioxythiophene) nanotubes [J]. Advanced Materials, 2009, 21(37): 3764 – 3770.

[3] Darmanin T, Guittard F. pH-and voltage-switchable superhydrophobic surfaces by electrocopolymerization of EDOT derivatives containing carboxylic acids and long Alkyl chains[J]. Chemphyschem: a European journal of chemical physics and physical chemistry, 2013, 14: 2529 – 2533.

[4] Nadagouda M N, Varma R S. Green and controlled synthesis of gold and platinum nanomaterials using vitamin B2: density-assisted self-assembly of nanospheres, wires and rods [J]. Green Chemistry, 2006, 8(6): 516 – 518.

[5] Prathna T, Chandrasekaran N, Raichur A M, et al. Biomimetic synthesis of silver nanoparticles by <i> Citrus limon </i>(Lemon) aqueous extract and theoretical prediction of particle size [J]. Colloids and Surfaces B: Biointerfaces, 2011, 82(1): 152 – 159.

[6] Albrecht M A, Evans C W, Raston C L. Green chemistry and the health implications of nanoparticles[J]. Green Chemistry, 2006, 8(5): 417 – 432.

[7] Cruz D, Falé P L, Mourato A, et al. Preparation and physicochemical characterization of Ag nanoparticles biosynthesized by <i> Lippia citriodora </i>(Lemon Verbena)[J]. Colloids and Surfaces B: Biointerfaces, 2010, 81(1): 67 – 73.

[8] Sotiropoulou S, Sierra-Sastre Y, Mark S S, et al. Biotemplated nanostructured materials [J]. Chemistry of Materials, 2008, 20(3): 821 – 834.

[9] Voss F K, Ullrich F, Münch J, et al. Identification of LRRC8 Heteromers as an essential component of the volume-regulated anion channel VRAC[J]. Science, 2014, 344: 634 – 638.

[10] Qiu Z, Dubin A E, Mathur J, et al. SWELL1, a plasma membrane protein, Is an essential component of volume-regulated anion channel[J]. Cell, 2014, 157: 447 – 458.

[11] Nilius B, Eggermont J, Voets T, et al. Properties of volume-regulated anion channels in

mammalian cells[J]. Progress in Biophysics & Molecular Biology, 1997, 68(1): 69 – 119.

[12] Okada Y, Sato K, Numata T. Pathophysiology and puzzles of the volume-sensitive outwardly rectifying anion channel[J]. Journal of Physiology-London, 2009, 587(10): 2141 – 2149.

[13] Moser T, Chow R H, Neher E. Swelling-induced catecholamine secretion recorded from single chromaffin cells [J]. Pflugers Archiv-European Journal of Physiology, 1995, 431(2): 196 – 203.

[14] Hoffmann E K, Lambert I H, Pedersen S F. Physiology of cell volume regulation in vertebrates [J]. Physiological Reviews, 2009, 89(1): 193 – 277.

[15] Nilius B, Droogmans G. Amazing chloride channels: an overview[J]. Acta Physiologica Scandinavica, 2003, 177(2): 119 – 147.

[16] Mindell J A. A swell channel indeed[J]. Science, 2014, 344: 585 – 586.

[17] Qu L, Shi G. Hollow microstructures of polypyrrole doped by poly(styrene sulfonic acid)[J]. Journal of Polymer Science Part A: Polymer Chemistry, 2004, 42(13): 3170 – 3177.

[18] Lu G, Shi G. Electrochemical polymerization of pyrene in the electrolyte of boron trifluoride diethyl etherate containing trifluoroacetic acid and polyethylene glycol oligomer [J]. Journal of Electroanalytical Chemistry, 2006, 586(2): 154 – 160.

[19] Liao J, Zhang Y, Tan G, et al. Nanostructured PPy coating on titanium fabricated via template-free electrochemical polymerization in PBS[J]. Surface and Coatings Technology, 2013, 228 (1): S41 – S43.

[20] Li M, Wei Z, Jiang L. Polypyrrole nanofiber arrays synthesized by a biphasic electrochemical strategy[J]. Journal of Materials Chemistry, 2008, 18(19): 2276 – 2280.

[21] Akahane Y, Asano T, Song B S, et al. High-Q photonic nanocavity in a two-dimensional photonic crystal[J]. Nature, 2003, 425(6961): 944 – 947.

[22] Yang Y, Liu J, Wan M. Self-assembled conducting polypyrrole micro/nanotubes[J]. Nanotechnology, 2002, 13: 771 – 773.

[23] Zhang L, Wan M. Self-assembly of polyaniline—From nanotubes to hollow microspheres [J]. Advanced Functional Materials, 2003, 13(10): 815 – 820.

[24] Liu J, Wan M. Synthesis, characterization and electrical properties of microtubules of polypyrrole synthesized by a template-free method[J]. Journal of Materials Chemistry, 2001, 11(2): 404 – 407.

[25] Zang J, Li C M, Bao S J, et al. Template-free electrochemical synthesis of superhydrophilic polypyrrole nanofiber network[J]. Macromolecules, 2008, 41(19): 7053 – 7057.

[26] Liao J, Ning C, Tan G, et al. Conducting polypyrrole nanotube arrays as implant surface: Fabricated on biomedical titanium with fine-tunability via template-free electrochemical polymerization[J]. ChemPlusChem, 2014, 79(4): 524 – 530.

[27] Liao J, Wu S, Yin Z, et al. Surface-dependent self-assembly of conducting polypyrrole nanotube arrays in template-free electrochemical polymerization[J]. ACS applied materials & interfaces,

2014，6(14)：10946 – 10951.

[28] Henández R M, Richter L, Semancik S, et al. Template fabrication of protein-functionalized gold-polypyrrole-gold segmented nanowires [J]. Chemistry of Materials, 2004, 16 (18): 3431 – 3438.

[29] Paramo-Garcia U, Batina N, Ibanez J G. The effect of pH on the morphology of electrochemically-grown polypyrrole films: an AFM study[J]. International Journal Electrochemical Science, 2012, 7: 12316 – 12325.

[30] Yang Y, Wan M. Microtubules of polypyrrole synthesized by an electrochemical template-free method[J]. Journal of Materials Chemistry, 2001, 11(8): 2022 – 2027.

[31] Shi W, Ge D, Wang J, et al. Heparin-controlled growth of polypyrrole nanowires [J]. Macromolecular Rapid Communications, 2006, 27(12): 926 – 930.

[32] Kupis J, Migdalski J, Lewenstam A. Electrochemical properties of the poly(3,4- ethylenedioxythiophene)Doped with Taurine Ligands[J]. Electroanalysis, 2013, 25(1): 195 – 203.

[33] Yuan L, Xie H, Luo X, et al. Taurine transporter is expressed in osteoblasts[J]. Amino acids, 2006, 31(2): 157 – 163.

[34] D'eufemia P, Finocchiaro R, Celli M, et al. Taurine deficiency in thalassemia major-induced osteoporosis treated with neridronate [J]. Biomedicine & Pharmacotherapy, 2010, 64 (4): 271 – 274.

[35] Lu G, Li C, Shi G. Polypyrrole micro-and nanowires synthesized by electrochemical polymerization of pyrrole in the aqueous solutions of pyrenesulfbnic acid [J]. Polymer, 2006, 47 (6): 1778 – 1784.

[36] Zhu Y, Hu D, Wan M, et al. Conducting and superhydrophobic rambutan-like hollow spheres of polyaniline[J]. Advanced Materials, 2007, 19(16): 2092 – 2096.

[37] Huang J, Wan M. In situ doping polymerization of polyaniline microtubules in the presence of β-naphthalenesulfbnic acid[J]. Journal of Polymer Science Part A: Polymer Chemistry, 1999, 37 (2): 151 – 157.

[38] Wang Y, Chen Z. A novel poly(taurine)modified glassy carbon electrode for the simultaneous determination of epinephrine and dopamine[J]. Colloids and Surfaces B: Biointerfaces, 2009, 74(1): 322 – 327.

[39] Qu L, Shi G, Chen A, et al. Electrochemical growth of polypyrrole microcontainers[J]. Macromolecules, 2003, 36(4): 1063 – 1067.

[40] Ellison D J, Lee B, Podzorov V, et al. Surface potential mapping of SAM-fiinctionalized organic semiconductors by kelvin probe force microscopy[J]. Advanced Materials, 2011, 23(4): 502 – 507.

[41] Zhang Y, Zhao D, Tan X, et al. AFM force mapping for characterizing patterns of electrostatic charges on SiO$_2$ electrets[J]. Langmuir, 2010, 26(14): 11958 – 11962.

[42] Leeuwenburgh S C G, Ana I D, Jansen J A. Sodium citrate as an effective dispersant for the

synthesis of inorganic-organic composites with a nanodispersed mineral phase [J] . Acta Biomaterialia, 2010, 6(3): 836 – 844.

[43] Davies E, Muller K H, Wong W C, et al. Citrate bridges between mineral platelets in bone [J]. Proceedings of the National Academy of Sciences of the United States of America, 2014, 111 (14): E1354 – E1363.

[44] Islam K M S, Schaeublin H, Wenk C, et al. Effect of dietary citric acid on the performance and mineral metabolism of broiler[J] . Journal of Animal Physiology and Animal Nutrition, 2012, 96 (5): 808 – 817.

[45] Xiong Y, Jiang W, Shen Y, et al. A poly (gamma, L-glutamic acid)-citric acid based nanoconjugate for cisplatin delivery[J]. Biomaterials, 2012, 33(29): 7182 – 7193.

[46] Qiu H, Yang J, Kodali P, et al. A citric acid-based hydroxyapatite composite for orthopedic implants[J]. Biomaterials, 2006, 27(34): 5845 – 5854.

[47] Yokoyama A, Yamamoto S, Kawasaki T, et al. Development of calcium phosphate cement using chitosan and citric acid for bone substitute materials [J] . Biomaterials, 2002, 23 (4): 1091 – 1101.

[48] Yang J, Webb A R, Ameer G A. Novel citric acid-based biodegradable elastomers for tissue engineering[J]. Advanced Materials, 2004, 16(6): 511 – 516.

[49] Gyawali D, Nair P, Zhang Y, et al. Citric acid-derived in situ crosslinkable biodegradable polymers for cell delivery[J]. Biomaterials, 2010, 31(34): 9092 – 9105.

[50] Mao C B, Li H D, Cui F Z, et al. The functionalization of titanium with EDTA to induce biomimetic mineralization of hydroxyapatite[J] . Journal of Materials Chemistry, 1999, 9(10): 2573 – 2582.

[51] Liao J, Zhu Y, Yin Z, et al. Tuning Nano-architectures and improving bioactivity of conducting polypyrrole coating on bone implants by incorporating bone-borne small molecules[J]. Journal of Materials Chemistry B, 2014, 2: 7872 – 7876.

[52] Xiao H M, Fu S Y, Zhu L P, et al. Controlled synthesis and characterization of CuO nanostructures through a facile hydrothermal route in the presence of sodium citrate[J] . European journal of inorganic chemistry, 2007(14): 1966 – 1971.

[53] Bastús N G, Comenge J, Puntes V. Kinetically controlled seeded growth synthesis of citrate-stabilized gold nanoparticles of up to 200 nm: size focusing versus Ostwald ripening [J]. Langmuir, 2011, 27(17): 11098 – 11105.

[54] Ojea-Jiménez I, Romero F M, Bastús N G, et al. Small gold nanoparticles synthesized with sodium citrate and heavy water: insights into the reaction mechanism[J]. The Journal of Physical Chemistry C, 2010, 114(4): 1800 – 1804.

[55] Liu J, Wan M. Studies on formation mechanism of polypyrrole microtubule synthesized by template-free method [J] . Journal of Polymer Science Part A: Polymer Chemistry, 2001, 39 (7): 997 – 1004.

[56] Ni T, Nagesha D K, Robles J, et al. CdS nanoparticles modified to chalcogen sites: new supramolecular complexes, butterfly bridging, and related optical effects [J] . Journal of the American Chemical Society, 2002, 124(15): 3980 − 3992.

[57] Samia A C, Schlueter J A, Jiang J S, et al. Effect of ligand-metal interactions on the growth of transition-metal and alloy nanoparticles [J] . Chemistry of Materials, 2006, 18 (22): 5203 − 5212.

[58] Arima Y, Iwata H. Effect of wettability and surface functional groups on protein adsorption and cell adhesion using well-defined mixed self-assembled monolayers[J] . Biomaterials, 2007, 28(20): 3074 − 3082.

[59] Vladkova T G. Surface engineered polymeric biomaterials with improved biocontact properties [J]. International Journal of Polymer Science, 2010, 2010: 1 − 22.

3 类生物离子通道材料的开关效应

3.1 引言

美国科学家 Peter Agre 因发现细胞膜上能让水分子高速通过的水通道蛋白（AQP）而获得了 2003 年的诺贝尔化学奖。该蛋白通道允许水分子通过，但是质子等其它物质却无法通过。后续的研究表明，水通道蛋白内部的天冬氨酸–脯氨酸–丙氨酸（NPA）和芳香族/精氨酸（ar/R）两个结构决定了水分子的通过[1]。其中 ar/R 部分是孔道最窄的部分，它相当于一个过滤器，决定了孔道的选择性[2,3]。另外，在 AQP 孔道内部有疏水端连接到水通道内部作为水分子通道速率控制器，故 AQP – 1 对水的选择性是由其结构及疏水作用两部分作用的结果。与 AQP – 1 水通道类似，在 KcsA 钾离子通道内部也发现了疏水链段，其中最窄的过滤段只有 1.2 nm，通道中的疏水段对离子的渗透有显著的阻碍作用，且决定了钾离子的快速运输[4,5]。

本研究团队对医用钛表面构筑类生物离子通道的聚吡咯纳米阵列（NAPPy）表面浸润性开关行为进行了研究，尝试通过表面浸润性来反映纳米通道内部的性能。如果水溶液排斥靠近 NAPPy 纳米阵列的表面，则水分子不可能进入其纳米通道空间。所以，NAPPy 纳米阵列表面接纳水溶液是水分子进入纳米通道的前提。NAPPy 类生物离子通道平台因此也可作为医用钛的智能界面。

以医用钛为代表的植入体与骨组织在完成无纤维组织生长的最佳骨整合过程中，植入体的表面特征发挥了关键作用[6,7]。植入体的表面特征，主要取决于表面化学和拓扑结构的浸润性，它们与宿主细胞一起影响了植入体表面的生物学响应[8,9]。在植入体表面引入界面层，以调控宿主细胞活动（如黏附、铺展、增殖和分化）以及后期的骨组织生长的研究较多[10-13]。但大多数界面层的表面浸润性不可调节，即对细胞活动的调控空间受限。所以，一些研究者提出调控植入体表面的浸润性来实现对细胞活动的控制[7,12,14,15]。尽管如此，通过简单的化学表面和粗糙度并不能实现植入体表面的智能可逆浸润性调控。本研究探讨在植入体表面仿生构筑纳米结构 NAPPy，并研究其响应电信号的智能水浸润性开关。为了更全面反映其表面浸润性，还研究了三种有机油相在其表面响应电信号的水下浸润性开关行为，以及 NAPPy 纳米阵列智能仿生离子通道的纳米管口的开关效应（即响应信号时，通道开或关以调控离子运输）。为了仿生细胞膜离子通道的信号离子，采用常见的具有生物功能的通道离子 Tau[16-20]，通过离子交换形成 NAPPy/Tau，探讨 NAPPy/Tau 响应弱仿生电信号的可逆管口开关效应。同时还研究掺杂了生物分子 TCA[分子式 $C_{23}(OH)_3H_{36}CONHCH_2CH_2SO_3H$，分子量：515.6] 的 NAPPy/TCA 响应开/关 - 电势的蛋白质吸附和成骨细胞行为的开关效应(其卡通效果如图 3 - 1 所示)，作为对 NAPPy 在生物学上智能调控的补充。

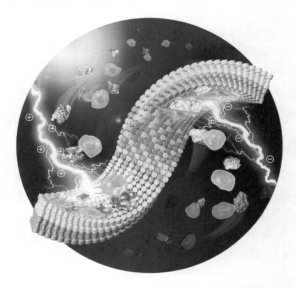

图 3 - 1　NAPPy 响应信号的蛋白质吸附和细胞行为的卡通示意图

　　生物分子 TCA 在动物胆汁中大量存在，可通过肝脏中的胆固醇生物合成得到[21]。它具有消炎和止咳等药效。更让人感兴趣的是，TCA 具有独特的面向两亲性分子结构(详见图 3 - 18a)，即其具有明显的亲水面(—OH/—SO_3H)和疏水面(—CH_3)。本研究工作应用电化学无模板法构筑掺杂了 TCA 的 NAPPy/TCA，发现其具有类似于 NAPPy/NSA 的响应电信号的浸润性开关效应。

　　因此，利用 NAPPy/TCA 的浸润性开关效应，进一步研究了蛋白质吸附和成骨细胞行为规律：探讨 TCA 参与 NAPPy 的过程，并结合 NAPPy/TCA 响应开/关 - 电势的浸润性开关现象，提出 NAPPy/TCA 自组装构筑和表面浸润性开关机理；应用具有不同等电点的三种蛋白质，研究 NAPPy/TCA 响应开/关 - 电势的蛋白质吸附开关效应；开/关 - 态的 NAPPy/TCA 表面种植 MC3T3 - E1 成骨细胞，探讨细胞的黏附和铺展开关效应；从生物医用实际研究和应用的角度，研究 NAPPy/TCA 开关稳定性和细胞相容性。

3.2　类生物离子通道材料开关效应的表征方法

3.2.1　类生物离子通道材料表界面的浸润性开关效应

1. NAPPy/NSA 的开关效应

通过调节 PBS 的 pH 值在医用钛表面用电化学无模板法构筑 1D NAPPy/NSA 纳米阵列(pH = 6.8,图 3 - 2a)、3D NAPPy/NSA 纳米网络(pH = 8.0,图 3 - 2b)和 2D PPy/NSA 无规则膜层(pH = 5.7,图 3 - 2c)。1D NAPPy/NSA 纳米阵列外径约 60 nm 且具有约 30 nm 的管口状结构,均方根粗糙度 R_{rms} = 97.15 nm;NAPPy/NSA 纳米网络由无序交缠的纳米纤维构成,R_{rms} = 202.88 nm;PPy/NSA 无规则膜层表面光滑,R_{rms} = 37.65 nm。PPy/NSA 无规则膜层和 NAPPy/NSA 纳米阵列的水接触角约为 82°和 105°,这符合 Wenzel 模式。不过比 1D NAPPy/NSA 纳米阵列表面更粗糙的 3D NAPPy/NSA 纳米网络,其表面却更亲水,这可能是这两种纳米结构的有序性、取向和维度等的差别导致从 Cassie 态(1D NAPPy/NSA 纳米阵列)向 Wenzel/Cassie 共存态(3D NAPPy/NSA 纳米网络)过渡[22]。

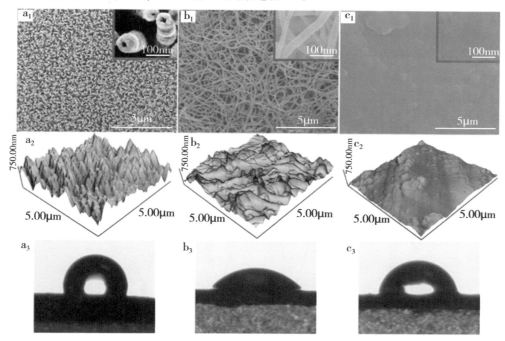

图 3 - 2　不同结构 PPy/NSA 的表面微观形貌分析

(a)1D NAPPy/NSA 纳米阵列;(b)3D NAPPy/NSA 纳米网络;(c)2D PPy/NSA 无规则膜层;

下标:1—FE - SEM 图;2—AFM 图;3—水接触角图

对上述三种纳米结构施加开/关 - 电势(- 0.15/ - 0.80 V)使原始态成为关 - 态,接着再切换至开 - 态,三种状态的表面水浸润性变化如图 3 - 3a 所示。三种纳米结构被切换至关－态后，水接触角增大，而再切换至关－态后，水接触角则比原始态还小。值得注意的是，不同态之间的湿润性差异，尤其是开－态与关－态，NAPPy/NSA 纳米阵列最大（111.4°），而 2D PPy/NSA 无规则膜层最小（27.6°）。也就是说，1D NAPPy/NSA 纳米阵列对开/关－电势最敏感。施加周期性的开/关－电势，1D NAPPy/NSA 纳米阵列也在开/关－态间切换，如图 3－3b 所示，其表面表

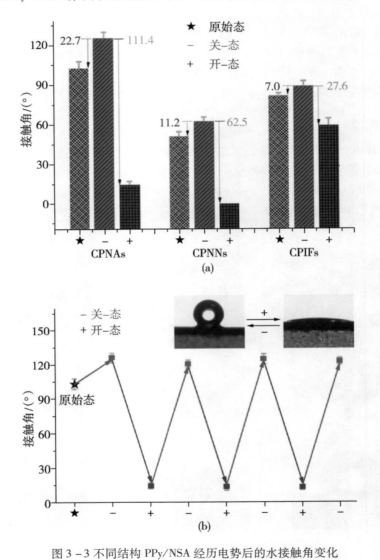

图 3－3 不同结构 PPy/NSA 经历电势后的水接触角变化

（a）NAPPy/NSA 纳米阵列（CPNAs），NAPPy/NSA 纳米网络（CPNNs）和
PPy/NSA 无规则膜层（CPIFs）经历开/关－电势后的水接触角；

（b）1D NAPPy/NSA 纳米阵列经历周期性开/关－电势后的水接触角可逆变化

现出可逆的浸润性变化(浸润性开关),关-态:约125°,开-态:约13°。经历500周期以上的开/关-电势后,浸润性开关仍保持稳定,这说明1D NAPPy/NSA纳米阵列的开关寿命是理想的,为其后续的应用奠定了稳定的材料基础。类似地,对3D NAPPy/NSA纳米网络(图3-4a)和2D PPy/NSA无规则膜层(图3-4b)施加周期性的开/关-电势,它们与1D NAPPy/NSA纳米阵列一样也呈现出浸润性开关,不过开关幅度相对较小。如此,根据具体应用对浸润性的要求,就可以选择不同纳米结构来实现不同幅度的浸润性开关。

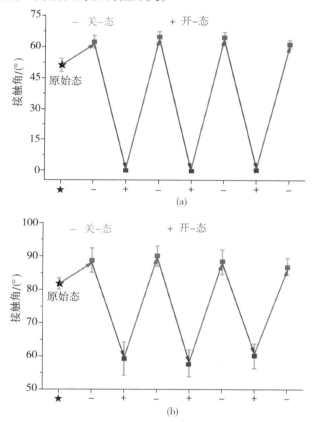

图3-4　不同结构NAPPy/NSA经历周期性开/关-电势后的水接触角可逆变化
(a)NAPPy/NSA纳米网络;(b)PPy/NSA无规则膜层

为模仿体液环境中细胞膜油性磷脂的水下油浸润,本研究选择二氯乙烷、正癸烷和环己烷三种有机物作为水下油进行相模拟实验。三种油相密度分别为1.24 g/cm³、0.73 g/cm³和0.78 g/cm³,即二氯乙烷比水重,正癸烷和环己烷比水轻,所以待测样表面需要水下倒置接收正癸烷和环己烷微滴,正置接收二氯乙烷微滴。本研究采取与水浸润性开关相同的研究方法,施加周期性的开/关-电势,如图3-5所示。由图可见,1D NAPPy/NSA纳米阵列表面都展现对三种油的水下浸润性可逆变化。不过，三种油的浸润性开关幅度明显小于水，而且开关规律相反，即开－态时为高接触角(超疏油，>150°)，而关－态时都为相对的低接触角。此响应开/关－电势的水下油浸润性开关规律与 Jiang 课题组[23,24]报道的相反，这可能是浸润性开关存在机理上的差异。另外，值得注意的是，原始态的水下油浸润性并不像水浸润性那样位于开/关－态之间，而是要么与开－态水下油接触角持平(图3－5a 和图3－5b)，要么比关－态时还低(图3－5c)，具体原因需要更多研究工作的论证。

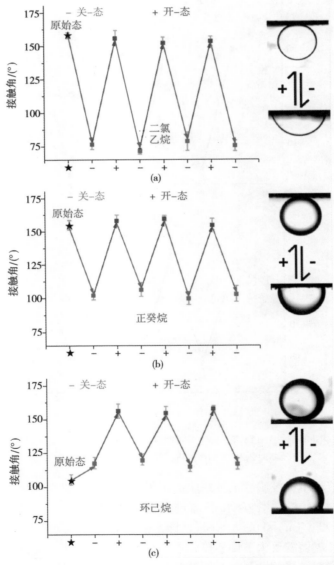

图3－5　1D NAPPy/NSA 纳米阵列经历周期性开/关－电势后的水下接触角可逆变化
(a)1,2－二氯乙烷；(b)正癸烷；(c)环己烷

为了将 NAPPy/NSA 的浸润性开关机理与表面电荷联系起来，分别应用 KFM、固体表面 zeta 电位仪记录原始态和开/关 - 态的表面电势和 zeta 电位。图 3 - 6a 表明，原始态、关 - 态和开 - 态的 1D NAPPy/NSA 的 V_{zjis} 分别为 1.11 V、0.12 V 和 1.86 V，V_{rms} 原分别为 0.046 V、0.033 V 和 0.259 V。结合 zeta 电位结果，如图 3 - 6b 所示，原始态、关 - 态和开 - 态的 NAPPy/NSA 的等电点 p 的 pH 值分别为 6.2、7.8 和 5.3。因此，开 - 态的 1D NAPPy/NSA 的负电荷密度高于原始态，而关 - 态的则最低。负电荷是源于 NAPPy 中掺杂分子 NSA 的磺酸根。磺酸根作为亲水基团，表面的含量越高，NAPPy 表面就越亲水而越疏油（开 - 态情况）。相反地，因为 PPy 为偏油性基质，当 NAPPy 几乎没有 NSA 分子时，其表面的水浸润性差而油浸润性好（关 - 态情况）。另外，V_{rms} 表明，原始态和关 - 态的 1D NAPPy/NSA 的电荷分布比开 - 态均匀得多。为了进一步证实开/关 - 态 1D NAPPy/NSA 的 NAS 浓度的变化，用 EPMA 定量分析了 1D NAPPy/NSA 的化学成分，如图 3 - 6c 所示：S/N（硫/氮）值代表了单位 Py 中 NSA 的数量，1D NAPPy/NSA 的原始态、关 - 态和开 - 态的 S/N 值分别为 0.22、0.07 和 0.34，这意味着反离子（掺杂分子 NSA）在关 - 态时迁移出 PPy 基质，而在开 - 态时又重新掺杂进来，图 3 - 6d 为这个过程的变化。简单地说，响应周期性开/关 - 电势的开/关 - 态可逆影响了 NSA 在 NAPPy 表面的浓度，进而实现浸润性开关。

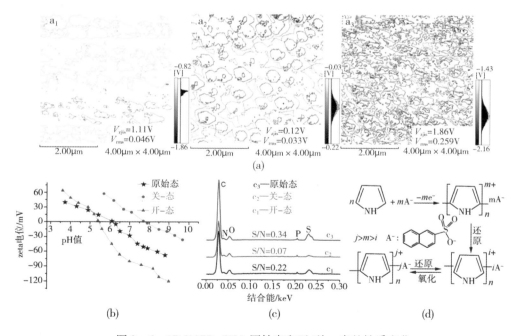

图 3 - 6　1D NAPPy/NSA 原始态和开/关 - 态的性质变化

（a）KFM 表面电势图；（b）zeta 电位图；（c）EPMA 谱图；（d）PPy 的合成和开/关 - 态操控的分子式

　　图3－7为3D NAPPy/NSA 纳米网络和2D PPy/NSA 无规则膜层的 KFM 表面电势图和 zeta 电位图。从图3－7可以看出，这两种结构原始态的 V_{zjis}、V_{rms} 和 pI 与1D NAPPy/NSA 纳米阵列没有明显差异。虽然 NSA 浓度和分布无显著性差异，但由于表面纳米结构的差异，导致三种纳米结构表面浸润性的开关幅度就不同。

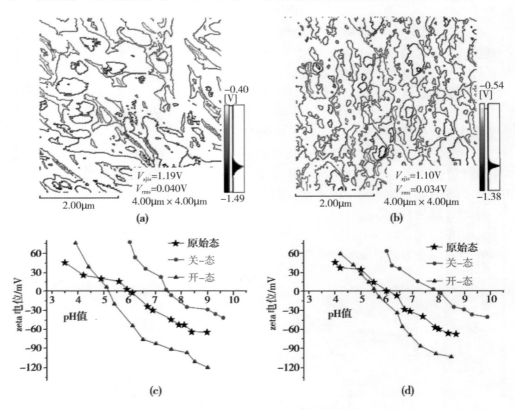

图3－7　不同结构 NAPPy/NSA 的表面电势图和 zeta 电位图
（a）3D NAPPy/NSA 原始态的 KFM 表面电势图；（b）2D PPy/NSA 无规则膜层的 KFM 表面电势图；
（c）3D NAPPy/NSA 不同开/关－态的 zeta 电位图；（d）2D PPy/NSA 无规则膜层不同开/关－态的 zeta 电位图

　　细胞膜离子通道能够响应体内外刺激（如化学信号分子和电信号）而实现打开/关闭，以控制信号离子的运输，最终完成体内很多重要的生物功能（如营养物质运输、渗透压调控和免疫反应等）[25]。本研究发现，构筑在植入体表面的类细胞膜离子通道 NAPPy 具有仿生响应信号的通道开关效应。
　　通过电化学无模板法自组装构筑出的垂直于基底有序生长的 NAPPy/NSA 纳米阵列如图3－8a 所示，其纳米结构的顶部直径为60～80 nm、高度约700 nm（聚合时间7 min），而且呈现直径约为30 nm 的类细胞膜离子通道结构。图3－8b 为电活性的 1D NAPPy/NSA 的循环伏安曲线，两个明显的峰－0.41 V 和－0.51 V 分别为氧化峰和还原峰，开/关－电势数值（－0.15/－0.80 V）则是基于此氧化还原峰设置的。另外，氧化还原峰的电流绝对值相等，说明其表现出优异的氧化还原可逆性。可逆的氧化还原性质为研究 1D NAPPy/NSA 周期开关效应提供了前提。NAPPy/NSA 不

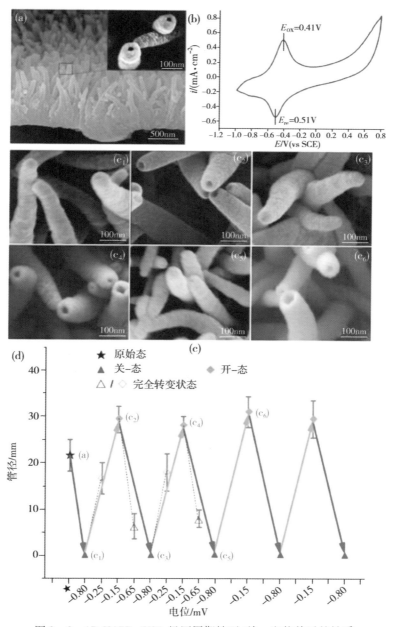

图 3-8　1D NAPPy/NSA 经历周期性开/关 – 电势前后的性质

（a）截面 FE – SEM 图；（b）循环伏安曲线；（c）响应周期性开/关 – 电势后的 FE – SEM 图；
（d）响应周期性开/关 – 电势的管径变化

仅具有响应周期性开/关 - 电势的表面浸润性开关效应，而且具有纳米管口的开关行为。具体地说，原始态的 NAPPy/NSA 感应关 - 电势后，高倍 FE - SEM 图表明管口完全关闭(图 3 - 8c$_1$)；完全关闭的 1D NAPPy/NSA 转而感应开 - 电势后。管口重新打开(图 3 - 8c$_2$)；再次施加关 - 电势，管口又一次关闭(图 3 - 8c$_3$)。管口的开关如此循环着(图 3 - 8c$_4$ ～图 3 - 8c$_6$)，即周期性开/关 - 电势引导着 NAPPy/NSA 管口的开关。为了量化 1D NAPPy/NSA 管口的开关效应，对管口内径(即管径)与开/关 - 电势的关系进行了研究，结果如图 3 - 8d 所示。值得注意的是，如图 3 - 8d 的绿色虚线，当施加比关 - 电势(- 0.80 V)负向小的电势(如 - 0.65 V)，或者比开 - 电势(- 0.15 V)正向小的电势(如 - 0.25 V)时，发现 1D NAPPy/NSA 的管口不能完全关闭(图 3 - 9a)或打开(图 3 - 9b)，这说明管口开关效应是一个依赖于电势的连续变化过程。如浸润性开关效应一样，经历 500 周期以上的开/关 - 电势后，管口开关仍保持相对稳定，这也说明了 1D NAPPy/NSA 的管口开关的寿命理想，可作为智能仿生应用材料。需要指出的是，管口开关寿命并不是无限的，如开/关 - 电势周期越过 1000 次时，不管开 - 电势多大或者施加时间多长，都不能使 1D NAPPy/NSA 管口回归开 - 态(图 3 - 9c)。或者，当 1D NAPPy/NSA 响应关 - 电势时间过长时，后续的开 - 电势将不能使 1D NAPPy/NSA 管口回归开 - 态(图 3 - 9d)。

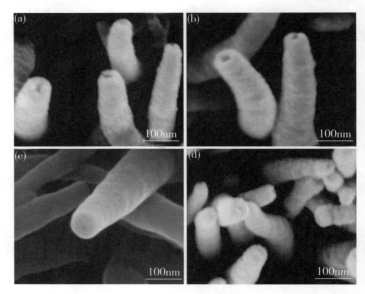

图 3 - 9　1D NAPPy/NSA 经历不同条件的管径变化

(a) - 0.65 V；(b) - 0.25 V；(c)1000 周期性开/关 - 电势 + 30 min 的 0.05 V 电势；

(d)60 min 的 - 0.80 V + 30 min 的 0.05 V 电势

2. NAPPy/Tau 的开关效应

为了仿生细胞膜离子通道的开关效应，通过离子交换（氧化还原态的切换），将 NAPPy/NSA 交换成 NAPPy/Tau，并对 NAPPy/Tau 的管口开关效应进行了研究。首先在 PBS 中对 NAPPy/NSA 施加 30 min 的 -0.80 V，保证 NSA 完全离开 NAPPy（对比图 $3-10a_1$ 与 $3-10a_2$）。然后转移至含有 0.05 mol/L Tau 的 PBS 中，并施加 30 min 的 0.25 V 电势，使 Tau 掺杂进 NAPPy 中（图 $3-10a_3$）而得到 NAPPy/Tau。虽然图 $3-10a_1$ 与图 $3-10a_3$ 都出现了 S 峰，而从图 $3-10b$ 和图 $3-10c$ 中 S 峰对应的结合能差异来看，S 的来源不一样（即图 $3-10b$ 的 S 来源于 NSA 的磺酸根，而图 $3-10c$ 的则是源于 Tau）。从图 $3-11$ 所示 NAPPy/Tau 的 FE-SEM 图可以看出，通过离子交换形成的 NAPPy/Tau 的纳米结构与 NAPPy/NSA 没有明显区别，管口仍然约为 30 nm，而且垂直于基底的纳米结构有序性并没有受到破坏。

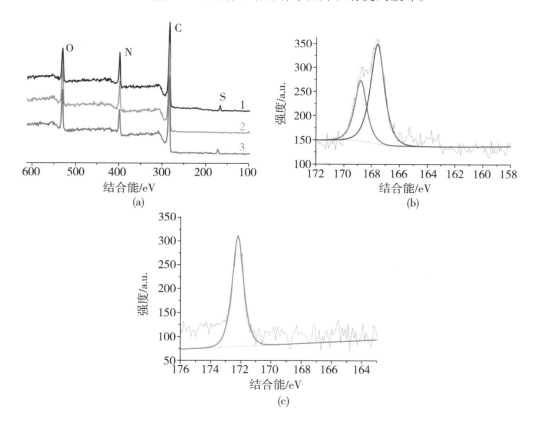

图 3-10 离子交换过程中 NAPPy/NSA 和 NAPPy/Tau 的 XPS 图
（a）全谱图；（b）NAPPy/NSA 的 XPS S2P 分谱图；（c）NAPPy/Tau 的 XPS S2P 分谱图

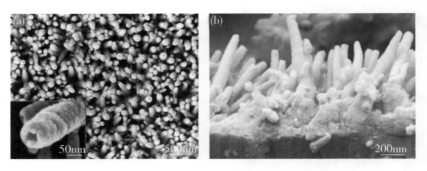

图 3 – 11　NAPPy/Tau 的 FE – SEM 图
(a)正视；(b)截面

　　为了证明 NAPPy/Tau 有如 NAPPy/NSA 响应开/关 - 电势的管口开关效应，对其进行周期性开/关 - 电势的研究，其 FE – SEM 图如图 3 – 12 所示。在对 NAPPy/Tau 施加周期性开/关 - 电势(– 0. 15/ – 0. 80 V)后，NAPPy/Tau 的纳米管口依然表现出与图 3 – 9 中一样的可逆开关行为。即通过离子交换将 NSA 换成生物离子 Tau 后，NAPPy/Tau 保持着如 NAPPy/NSA 般的响应开/关 - 电势的管口开关效应。这为开发出更多具有智能管口开关效应且掺杂着特定生物功能分子的 NAPPy 奠定了基础。

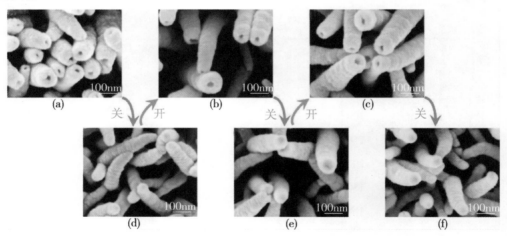

图 3 – 12　NAPPy/Tau 响应周期性开/关 - 电势后的 FE – SEM 图
(a，c，e)响应周期性开；(b，d，f)响应周期性关

　　为了揭示 NAPPy 响应开/关 - 电势的管口开关的机理，本研究分析了 NAPPy/NSA 在原始态和开/关 - 态的化学组成。如图 3 – 13 所示，NAPPy/NSA 原始态、关 - 态和开 - 态的 S/N 值分别为 0. 22、0. 07 和 0. 34，表明 NSA 浓度在 NAPPy 关 - 态时低，而在 NAPPy 开 - 态时最高。NAPPy/Tau 开/关 - 态时掺杂分子量的变化的 XPS S2P 谱图如图 3 – 14 所示，在开一态(图 3 – 14a)时，172. 5 eV 位置出现

了明显的 S2P 峰，而在关一态(图 3 - 14b)时却消失了。也就是说，与 NAPPy 表面浸润性开关效应一样，响应开/关 - 电势的管口开关效应伴随着掺杂离子进出 NAPPy 表面。

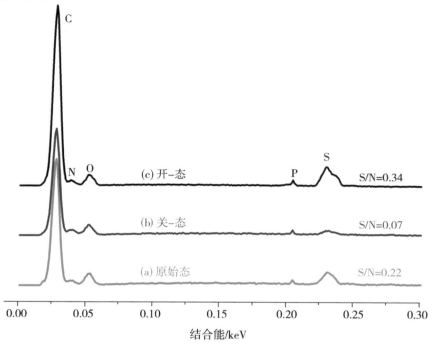

图 3 - 13 NAPPy/NSA 的 EMPA 图

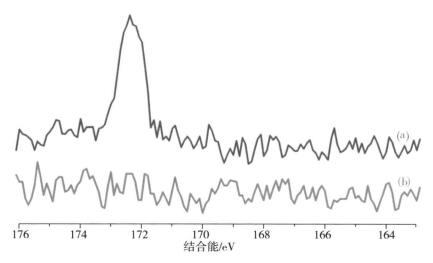

图 3 - 14 NAPPy/Tau 的 XPS S2P 分谱图

(a)开 - 态；(b)关 - 态

3.2.2　类生物离子通道材料浸润性开关机理

导电聚合物氧化还原态的转变，会伴随着基质的体积变化（膨胀/收缩）[26-28]。据此，本研究提出图 3 - 15 所示的 NAPPy 响应开/关 - 电势的管口开关机理。在 NAPPy 开 - 态或原始态（图 3 - 15a），掺杂离子（即反离子）分布在聚合物基质中，包括通道结构的内表面。施加关 - 电势后（图 3 - 15b），掺杂离子从各个方向，包括沿着通道方向，被驱离出 NAPPy，同时伴随着体积的收缩。由于通道内表面掺杂离子密度的降低，内表面各个方向的排斥力相应减弱，通道内部空间就趋于垂直于通道方向压缩。随着内部空间进一步收缩，管口关闭，即完成从开 - 态向关 - 态的切换（图 3 - 15c）。相反地，施加的开 - 电势使掺杂离子重新从各个方向进入聚合物基质（图 3 - 15d），且伴随着聚合物基质向外膨胀。由于通道内表面掺杂离子密度的增大，内表面各个方向的排斥力相应加强，通道内部空间被撑大。最后，NAPPy 再次回归管口的开 - 态（图 3 - 15a）。如此，NAPPy 响应周期性开/关 - 电势实现管口可逆的开/关 - 态。

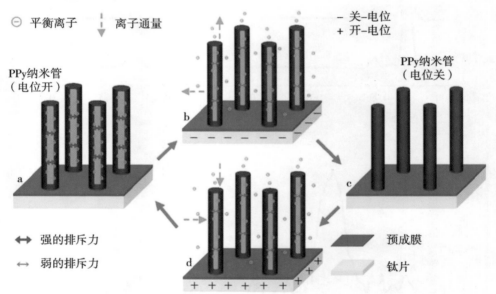

图 3 - 15　NAPPy 响应开/关 - 电势的管口开关机原理

为了探讨开/关 - 电势引导 NAPPy/TCA（无特别说明时即指 1D 纳米圆锥阵列，下同）表面浸润性的变化，对 NAPPy/TCA 施加周期性开/关 - 电势的表面水接触角进行了测试，结果如图 3 - 16 所示。施加周期性开/关 - 电势（ +0.50/ -0.80 V），NAPPy/TCA 在开/关 - 态间可逆地切换，其表面水接触角呈现出可逆的周期变化。原始态 NAPPy/TCA 的水接触角约为 77°，关 - 态约为 55°，开 - 态约为 152°（超疏水）。NAPPy/TCA 表面浸润性在经历数个周期性开/关 - 电势后仍保持稳定（开关

寿命将在后续部分详细讨论）。通过离子交换得到 NAPPy/Cl，施加相同的周期性
开/关－电势，其表面浸润性仅表现出很微弱的变化（图 3 − 16b），可以认为
NAPPy/Cl 的表面浸润性对开/关 − 电势没有响应。这说明了 NAPPy/TCA 的
开/关 − 电势引导浸润性的行为与掺杂分子 TCA 有很大关系。

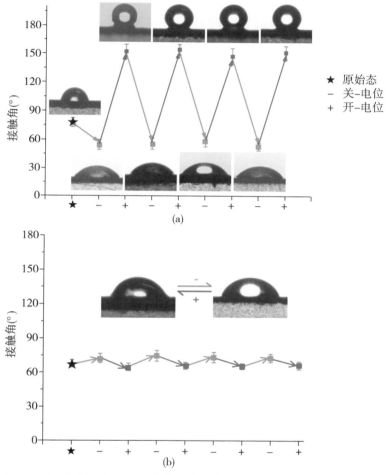

图 3 − 16 响应原位周期性开/关 − 电势（ ＋0.50/ − 0.80 V）的表面水接触角
(a)1D NAPPy/TCA；(b)NAPPy/Cl

为了揭示 NAPPy/TCA 表面浸润性响应开/关 − 电势时 TCA 的工作机理，应用
EMPA、ATR-FTIR 和 KFM 技术研究了 NAPPy/TCA 在开/关 − 态的表面化
学。如图 3 − 17a 所示，S/N_1 表示 TCA 与 Py 的摩尔比率，其中 S 代表 TCA 中的硫的原子数，N_1 代表 Py 中的氮原子数（总氮原子数减去 TCA 中的氮原子数，即减去与氮同数量的 S）。NAPPy/TCA 在原始态（图 3 − 17a_1）、关 − 态（图 3 − 17a_2）和开 − 态（图 3 − 17a_3）时的 S/N_1 分别为 0.14、0.17 和 0.15，表明开/关 − 态时的 TCA 在 NAPPy 中的浓度并没有发生明显变化且仍维持原始态时的水平（不同于 NAPPy/NSA 表面浸

润性开关的机理）。但其 ATR-FTIR 图（图 3 – 17b）表明，开/关 – 态时的 NAPPy/TCA 在 ATR-FTIR 上与 NAPPy/NSA 有差异。峰 1520 cm^{-1}、1451 cm^{-1} 和 777 cm^{-1} 分别归属于 Py 环的 C＝C 伸缩振动、C＝N 伸缩振动和 C—H 面外变形振动[29]；峰 1426 cm^{-1}、647 cm^{-1} 和 621 cm^{-1} 分别来自于 TCA 分子中的—CH$_3$ 变形振动、—OH 面外变形振动和 O＝C—NH 变形振动（Ⅳ 和 Ⅵ 级）；峰区域 1320 cm^{-1}～1250 cm^{-1}、1180 cm^{-1}～1100 cm^{-1} 和 1040 cm^{-1}～990 cm^{-1} 则分别源于 TCA 分子的—OH 伸缩振动、O＝S＝O 非对称与对称振动伸缩振动（强）[30]。相比于原始态（图 3 – 17b$_1$）和开 – 态（图 3 – 17b$_3$），NAPPy/TCA 的关 – 态（图 3 – 17b$_2$）在这三个峰区域对应的峰发生了明显的蓝移，这说明 TCA 在 NAPPy/TCA 关 – 态时的化学环境与其它态是不同的。而且，只出现在关 – 态的强峰 905 cm^{-1}（图 3 – 17b$_2$），这应该归属于形成还原态过程中 TCA 部分的—C—OH 去质子化产生的—C—O$^-$ 振动峰，通过 647 cm^{-1}（—OH）和 621 cm^{-1}（O＝C—NH）位置的峰强度比率的减小也印证了这一点。再者，NAPPy/TCA 在原始态（图 3 – 17c$_1$）、关 – 态（图 3 – 17c$_2$）和开 – 态（图 3 – 17c$_3$）时的表面 V_{zjis} 分别为 0.26 V、0.91 V 和 0.03 V。关 – 态呈现出高 V_{zjis} 值，意味着 NAPPy/TCA 表面有源于 TCA 的高强度负极性基团（极性面），而开 – 态时负极性基团的强度可以忽略不计（非极性面）。另外，开/关 – 态时 NAPPy/TCA 的电势分布比原始态的更均匀。所以，可以判断开/关 – 电势致使 TCA 分子在 NAPPy 表面均匀地取向及引导其取向变化（极性/非极性面）。

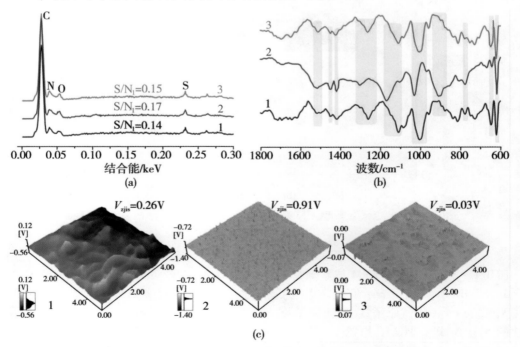

图 3 – 17　NAPPy/TCA 在原始态（1）、关 – 态（2）和开 – 态（3）的表征
（a）EPMA 图；（b）ATR – FTIR 图；（c）KFM 表面电势图

基于上述的结果，提出了开/关－电势引导 TCA 分子在 NAPPy 表面面取向的模型以理解其对表面浸润性的影响。图 3－18a 为 TCA 的椅式构象，非极性（疏水）面定义为 α 面，极性（亲水）面为 β 面。游离 Py 与 Py 纳米胶束（吸附 TCA 的 Py 纳米油滴）电化学无模板自组装构筑 NAPPy/TCA 过程如图 3－18b 所示，TCA 分子响应开/关－电势在 NAPPy 表面的面取向过程如图 3－18c 所示。

（1）在原始态（图 3－18c₂），TCA 的 α 和 β 面在 PPy 的基质里的取向是随机的，即表面无序地分布着极性基团（—OH 和—HSO₃）和非极性基团（CH₃），此时表面的水接触角约为 78°（图 3－16a）。不同于一般的小分子掺杂剂，TCA 拥有独特的大空间结构，导致 TCA 不能进出 NAPPy 表面，但会在开/关－电势引导下改变其分子面取向。

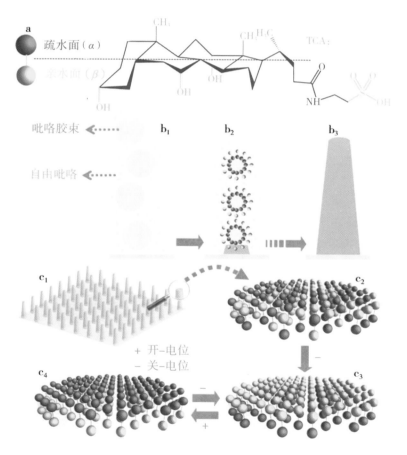

图 3－18　TCA 的构象经历不同过程的示意图

（a）TCA 的椅式构象；（b）NAPPy/TCA 自组装构筑过程；

（c）TCA 分子响应开/关－电势在 NAPPy 表面的可逆面取向

（2）在关－电势作用下（图3－18c$_3$），基底带负电而排斥NAPPy中TCA β面的—OH/—SO$_3$H，导致β面暴露在NAPPy表面而形成相对亲水的表面。值得注意的是，—OH和—HSO$_3$会形成分子间氢键，以及关－电势使TCA部分的—C—OH去质子化产生—C—O$^-$。图3－17b$_2$中—OH和—HSO$_3$相关峰的蓝移和—C—O$^-$峰的存在（905 cm^{-1}）已证实了这一点。所以，关－态NAPPy/TCA表面没有表现出超亲水性。

（3）继而施加开－电势（图3－18c$_4$），基底带正电而吸引NAPPy中TCA β面的—OH/—SO$_3$H，致使α面全部暴露在NAPPy表面β面正向着基底，从而形成超疏水表面。图3－16a所展示的开/关－电势引导NAPPy/TCA表面浸润性的可逆变化，其实质是图3－18c$_3$和图3－18c$_4$反映的NAPPy表面TCA α和β面取向的可逆切换过程（开关效应）。

3.2.3　电活性生物材料表界面的蛋白吸附开关

在进行蛋白质吸附实验前，将开/关－态NAPPy/TCA浸泡于PBS（pH = 7.4）溶液中，时间为30 min，而蛋白质BSA、PAS和Fn分别用PBS溶解成溶液，现配现用。其操作步骤如下：

（1）将开/关－态NAPPy/TCA装入经过加工的48孔培养板中。

（2）加入1 mL的蛋白质溶液，在恒温恒湿培养箱中孵化8 h。

（3）吸净蛋白质溶液，用PBS溶液快速小心清洗三次，再加入十二烷基硫酸钠溶液，溶解吸附在样品表面的蛋白质。

（4）用BCA法定量分析十二烷基硫酸钠溶液中的蛋白质含量，每个样平行实验三次，再换算成样品表面单位面积吸附蛋白的绝对量。

首先，选择等电点（pI）分别为4.8（碱性）和12.0（酸性）的BSA和PAS作为蛋白模型，研究电势引导浸润性开关对NAPPy/TCA表面的蛋白吸附开关行为，如图3－19所示。图3－19a和图3－19b为响应开/关－电势后，BSA和PAS在NAPPy/TCA表面的可逆循环吸附行为（BCA法定量分析）。然而，BSA和PAS的响应开/关－电势的蛋白吸附开关行为是相反的，如响应关－电势，BSA是解吸而PAS是吸附于NAPPy/TCA表面。这是因为BSA和PAS在pH 7.4的介质中（蛋白吸附实验的介质）分别带负电和正电，开－态和关－态的NAPPy表面分别暴露TCA的α和β面。所以，在pH = 7.4的PBS中，由于β面的极性基团（—OH/—SO$_3$H）的排斥作用，BSA很难吸附在亲水的关－态NAPPy/TCA表面，而α面对BSA不排斥，所以BSA可吸附在疏水的开－态NAPPy/TCA表面。相反地，在同样介质中，由于β面的极性基团(—OH/—SO₃H)的吸引，BSA 趋于吸附在亲水的关－态 NAPPy/TCA 表面，而由于 α 面对 BSA 吸引作用减小，BSA 在疏水的开－态 NAPPy/TCA 表面吸附量大大降低。因此，通过电势引导浸润性开关可以实现 NAPPy/TCA 表面对蛋白的吸附开关。同样地，选取黏附蛋白 Fn(pI = 5.5)以验证电势引导浸润性开关对体内功能蛋白 NAPPy/TCA 响应性的吸附开关行为，如图 3 – 19c 所示。由于 Fn 的 pI 与 BSA 接近，Fn 也表现出与 BSA 相似的吸附开关行为。此研究工作和后续的工作（3.2.4 节）表明，可以通过智能操纵使某一类蛋白优先吸附于植入体表面，以精确激活某一类生物学行为，最终完成对植入体表面生物学响应的智能操控。

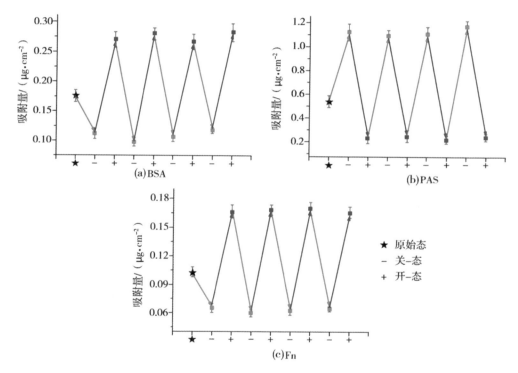

图 3 – 19　1D NAPPy/TCA 响应原位周期性开/关－电势(+ 0.50/ − 0.80 V)
　　　　　后对蛋白的吸附曲线

3.2.4　电活性生物材料表界面的成骨细胞黏附和铺展开关

　　为评价医用钛表面的 NAPPy 和掺杂生物分子对其生物活性的影响以及作为智能植入体界面的可行性，本研究以医用钛为对照样，以 NAPPy/NSA 和 NAPPy/Cit 为代表，研究 MC3T3 – E1 成骨细胞在其表面的黏附、铺展、增殖和分化等体外行为。研究过程如下：

（1）细胞的培养与接种。将 MC3T3 - E1 成骨细胞在含 10% FBS、1% 双抗（青霉素和链霉素，P/S）的 α-MEM 培养基中进行培养，置于 37℃、5% CO_2 的培养箱中，每 3 d 换液，在细胞铺展密度至 70%～80% 时传代或接种。需要接种细胞的样品经过以下步骤消毒：浸泡于 70% 乙醇 5 min，UV 光照射 20 min，无菌环境中干燥。以 $2×10^4$ cells/mL 的密度将细胞接种在置于 48 孔细胞培养板的样品上，每 2 d 换液。

（2）荧光染色，观察细胞骨架与形态。将 MC3T3 - E1 成骨细胞接种于 NAPPy 材料表面，8h 后，将 MC3T3 - E1 成骨细胞固定后，对细胞核和细胞骨架进行染色，应用激光共聚焦显微镜观察细胞核、细胞的形状和骨架蛋白。其具体步骤如下：

①吸出 α-MEM 液后，添加 4% 的多聚甲醛溶液冰冻固定细胞 30 min；

②弃除固定液，用 PBS 清洗 2 次；

③加入 50 μg/mL Rhodamine 标记的鬼笔环肽染液（Lot. 695499），置于室温避光染色约 40 min；

④弃掉染色剂，用磷酸盐缓冲液冲洗数次；

⑤添加质量浓度为 1 μg/mL 的 DAPI 溶液（Lot. 70317521），置于室温避光染色 10 min；

⑥弃掉染色剂，用磷酸盐缓冲液冲洗数次；

⑦用含 80% 甘油 PBS 封片，并低温保存；

⑧应用激光共聚焦显微镜观察材料上细胞核、细胞的形状和骨架蛋白。

（3）用 CCK-8 试剂盒检测细胞的增殖状态：用 CCK-8 试剂定量分析 MC3T3 - E1 成骨细胞在样品表面 1 d、4 d 和 7 d 后的增殖行为。加入培养基体积 1/10 的 CCK-8 溶液，于 37℃ 条件下避光孵育 2 h 后，吸取体积为 200 μL 的混合液加入 96 孔板，用酶标仪于波长 450 nm 记录各孔的 OD 值。

（4）ALP 活性检测：在样品表面的 4 d、7 d 和 14 d 后的 MC3T3 - E1 成骨细胞 ALP 活性评价实验中，用成骨分化诱导液代替 α-MEM 培养基。成骨分化诱导液包含 α-MEM 培养基，10% FBS，1% P/S，10 mmol/L β-甘油磷酸钠，0.3 mmol/L 抗坏血酸，0.1 μmol/L 地塞米松。收集各个样品的培养液上清液 30 μL，并添加 50 μL 的 p-NPP 液（对硝基苯磷酸溶液），37℃ 恒温避光孵育 1 h，注入反应终止液 20 μL，用酶标仪于波长 450 nm 下记录每个板孔的 OD 值。

（5）RT-PCR 检测：用 RT-PCR 法检测 MC3T3 - E1 成骨细胞在样品表面 7 d 和 14 d 的成骨分化相关基因的表达量，相关基因基团包括 OCN、OPN、BSP、COL1。

①RNA 的提取：MC3T3 - E1 成骨细胞培养 7 d 和 14 d 后，弃上清液；用低温 PBS 清洗 3 次；加入 1 mL 裂解液（Trizol）；振荡 30 s 后静置 5 min；加入 200 μL 氯仿溶液后振荡 20 s，高速离心 10 min（4℃）；取上清液 600 μL 加入等量低温的异丙醇，于 4℃ 下静置 10 min，然后高速离心 10 min；弃上清液，注入 1 mL 75% 的乙醇，并在低温下高速离心 10 min；弃上清液，待乙醇挥发后，加入 20 μL 的 DEPC 水，充分溶解 RNA；测量每个 RNA 样品的浓度和总量并进行计算。

②RNA 反转录：计算所有 RNA 试样的浓度，并统一稀释至质量浓度为 1 μg/μL，以进行后续的反转录反应。反应条件：42℃ 15 min，95℃ 5 min，然后将 cDNA 在 -20℃ 下保存。

③RT-PCR 分析：以反转录得到的 cDNA 为模板，用 RT-PCR 定量检测相关基因。反应条件：45 个循环的 95℃ 30 s，60℃ 30 s，72℃ 30 s；最后 72℃ 延伸 30 s。每一个定量分析数据都通过平行测量四次得到，以平均值±标准方差形式表示，并利用 t 统计法比较两组数据的平均值（$p < 0.05$ 时为显著性差异）。

图 3 - 20a 所示为 MC3T3 - E1 成骨细胞在三种材料表面的黏附情况，其黏附数量（DAPI 染色细胞核的量）与时间成正比，在 4 h 后细胞黏附量基本稳定，其中在 NAPPy/Cit 表面的黏附数量比医用钛和 NAPPy/NSA 明显要高。另外，MG3T3 - E1 成骨细胞在医用钛（图 3 - 20b₁）和 NAPPy/Cit（图 3 - 20b₂）表面的铺展面积（24h，Rhoda 分钟 e 标记的鬼笔环肽染色细胞骨架蛋白）比 NAPPy/NSA（图 3 - 20b₃）大。通过 CCK - 8 法评价细胞 7 d 内的增殖率（图 3 - 20c），结果表明，NAPPy/Cit 比 NAPPy/NSA 更利于 MC3T3 - E1 成骨细胞在其表面增殖。意外的是，不同于黏附和铺展，医用钛表面的细胞增殖率比 NAPPy/Cit 略高。通过 ALP 定量法（图 3 - 20d）和 RT-PCR 法（图 3 - 20e）定量分析了早期的成骨分化相关基因（如 ALP、OCN、OPN、BSP 和 C0L1）的表达，结果表明，这些基因的表达量都随时间的推进而有所增大，而且相比于 NAPPy/NSA 和医用钛，NAPPy/Cit 更利于 MC3T3 - E1 成骨细胞的成骨分化。成骨分化的结果与体外矿化相互印证，这可能是使成骨细胞在 NAPPy/Cit 具有更高的成骨分化率的原因。值得指出的是，已有研究表明，浸润性在 40°~70°时最利于细胞活动[58,59]，通过图 3 -21 可知，NAPPy/Cit 表面具有更合适的浸润性（64.0° ± 2.6°），而 NAPPy/NSA（103.1° ± 4.7°）和医用钛（99.8° ± 2.4°）更疏水。再者，Cit 作为具有骨功能相关的生物活性分子，在体内参与骨中无机矿物的代谢过程。如此看来，NAPPy/Cit 相比于 NAPPy/NSA 和医用钛更利于 MC3T3 - E1 成骨细胞活动是可以理解的。这也是前面工作关于 NAPPy 掺杂功能生物分子的研究目的所在，通过引入生物分子（不仅仅是 Cit）使 NAPPy 具有更好的生物相容性、更仿生的生物功能性（或形成骨仿生的生物电微环境）及更适合作为植入体智能界面。

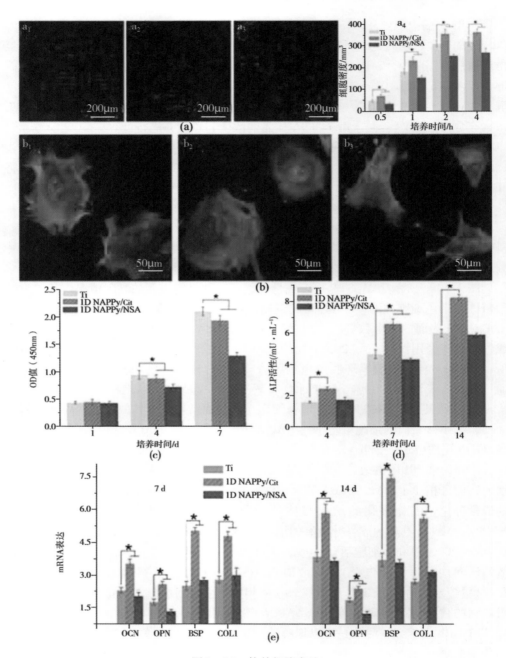

图 3-20 体外细胞实验

（a_1 ～ a_3）MC3T3-E1 成骨细胞的 DAPI 染色图；（b）Rhoda 分钟 e 标记的鬼笔环肽染色图；

下标：1—医用钛；2—1D NAPPy/Cit；3—1D NAPPy/NSA；

（a_4）细胞核数量与培养时间的关系；（c）培养时间与 OD 值的关系；

（d）培养时间与 ALP 活性的关系；（e）成骨分化的 mRNA 表达（＊表示与 Ti 组比较 $p < 0.05$）

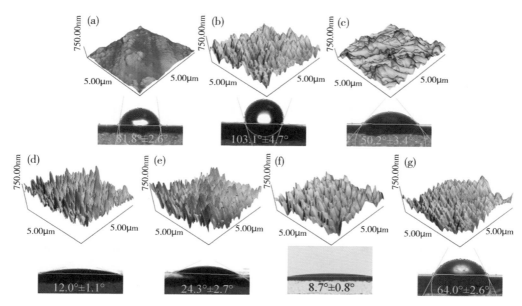

图 3-21　不同纳米结构的 NAPPy 和掺杂生物分子的 NAPPy 纳米阵列的 AFM 图和水接触角图
　　　(a) PPy/NSA 无规则膜层；(b) NAPPy/NSA 纳米阵列；(c) NAPPy/NSA 纳米网络；
　　　(d) NPPPy/CS　(e) NPPPy/Hep　(f) NPPPy/Tau　(g) NPPPy/Cit

　　将 MC3T3-E1 成骨细胞接种于 NAPPy 材料表面 8 h 后，将 MC3T3-E1 成骨细胞固定，对细胞核和细胞骨架进行染色，应用激光共聚焦显微镜观察细胞核、细胞的形状和骨架蛋白；用 CCK-8 试剂定量分析 MC3T3-E1 成骨细胞在样品表面的 1 d、4 d 和 7 d 的增殖行为。加入培养基体积 1/10 的 CCK-8 溶液，于 37℃条件下避光孵育 2 h 后，吸取混合液加入 96 孔板，用酶标仪记录各孔的 OD 值。MC3T3-E1 成骨细胞在样品表面的 4 d、7 d 和 14 d 的 ALP 活性评价实验中，用成骨分化诱导液代替 α-MEM 培养基，收集各个样品的培养液上清液，并添加 p-NPP 液（对硝基苯磷酸溶液），37℃恒温避光孵育 1 h，注入反应终止液，用酶标仪记录每个孔的 OD 值。用 RT-PCR 法检测 MC3T3-E1 成骨细胞在样品表面 7 d 和 14 d 的成骨分化相关基因（如 OCN、OPN、BSP、COL1）的表达量。

　　在将 NAPPy/TCA 植入体内后，MC3T3-E1 等细胞会分泌 Fn 于植入体表面[31]，以促进细胞黏附和铺展[32,33]。在此，假设如图 3-19c 所示的电势引导 Fn 吸附开关能可逆作用于 NAPPy/TCA 表面的细胞黏附和铺展，而且希望 MC3T3-E1 成骨细胞更可控地黏附和铺展于植入体表面，以达到修复的目的[9,34]。为验证这一假设，将 MC3T3-E1 成骨细胞培养在开/关-态的 NAPPy/TCA 表面，免疫荧光染色观察细胞的黏附和铺展情况。结果表明，细胞的黏附（图 3-22）和铺展（图 3-23 和图 3-24）响应 NAPPy/TCA 的开/关-态也表现出可逆周期性的行为，可能的原因就是细胞分泌的 Fn 在开/关-态 NAPPy/TCA 表面的吸附与解吸行为反过来周期

性地影响了它的黏附与铺展。在开 – 态 NAPPy/TCA，表面吸附了更多的 MC3T3 –
E1 成骨细胞分泌的 Fn，从而吸引更多的细胞黏附及更好地铺展(四周均匀展开、
面积大)；在关 – 态 NAPPy/TCA，分泌的 Fn 很少被表面吸附或者从表面被解吸出
来，影响了细胞的黏附而不能正常地铺展(棱形、面积小)。相比于 MC3T3 – E1 成
骨细胞显著的铺展开关效应，NAPPy/TCA 表面的黏附开关效应并不大，这说明还
有其它因素影响了细胞的黏附。

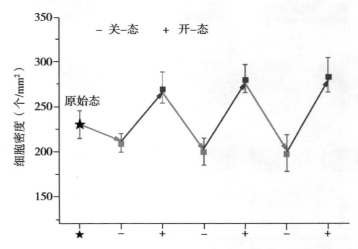

图 3 – 22　1D NAPPy/TCA 响应周期性开/关 – 电势对细胞的黏附密度曲线

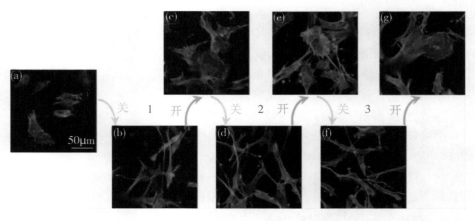

图 3 – 23　1D NAPPy/TCA 响应周期性开/关 – 电势对细胞的免疫荧光染色图
(a)原始态；(b)(d)(f)关 – 态；(c)(e)(g)开 – 态

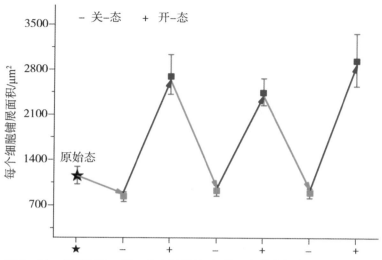

图 3 - 24   1D NAPPy/TCA 响应周期性开/关 - 电势的细胞铺展面积曲线

3.2.5 电活性生物材料表界面的开关稳定性

为了测试 NAPPy/TCA 表面开/关 - 电势的稳定性，将 NAPPy/TCA 施加 100、200、300、400 和 500 周期的开/关 - 电势，测得其水接触角如图 3 - 25 所示。由图可看出，开/关 - 态 NAPPy/TCA 的水接触角在 500 周期后仍然保持稳定(关 - 态约 55°，开 - 态约 153°)，这说明 NAPPy/TCA 的浸润性开关有很长的寿命，亦即具有很好的稳定性。

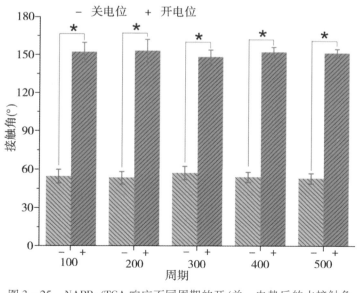

图 3 - 25   NAPPy/TCA 响应不同周期的开/关 - 电势后的水接触角

* 表示与 Ti 组比较 $p < 0.05$

为检测 NAPPy/TCA 开关效应的时效性，将开/关－态 NAPPy/TCA 浸泡在 PBS（模仿生理 pH 介质）中，分时进行测试其水接触角，结果如图 3－26 所示。图 3－26 表明，不管在 PBS 中浸泡的时间有多长（至 12d），开/关－态 NAPPy/TCA 仍然保持稳定（关－态约 55°，开－态约 153°）。另外，将浸泡不同时间（至 7d）的开/关－态 NAPPy/TCA 用去离子水多次清洗并干燥后，用 XPS 表征 TCA 在 NAPPy 的浓度，测得结果如图 3－27 所示。从图可以看出，浸泡 0d、2d、4d、7d 后，代表 TCA 量的 S 的峰强度没有发生变化，而且其它元素峰也没有发生明显变化，即在 PBS 中 TCA 分子并没有从 NAPPy 中释放出来。这从侧面验证了图 3－18c 中的模型，也说明了 NAPPy/TCA 在生理环境中的化学稳定性较好。

进一步研究开/关－态 NAPPy/TCA 在 PBS 培养液中浸泡后成骨细胞表面特征的变化情况。MC3T3－E1 成骨细胞培养 3 d 后，通过超声、十二烷基硫酸钠溶液、PBS 和去离子水等清理和清洗 NAPPy/TCA 表面，用 KFM 进行表面电势的测定，结果如图 3－28 所示。从图 3－28 可以看出，相比于培养细胞前的 KFM 结果（图 3－17c_2 和图 3－17c_3），培养细胞后开/关－态 NAPPy/TCA 的表面电势几乎没有发生变化，V_{zjis} 分别为 0.97V 和 0.05V，这进一步说明了 NAPPy/TCA 开关效应在更复杂的生物介质中亦具有良好的稳定性。

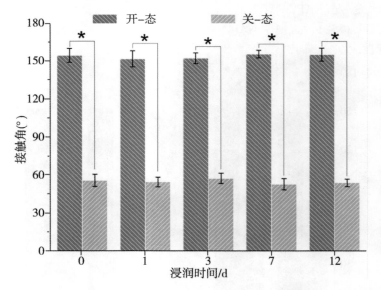

图 3－26　开/关－态 NAPPy/TCA 浸泡在 PBS 中不同时间后的水接触角

＊表示与 Ti 组比较 $p < 0.05$

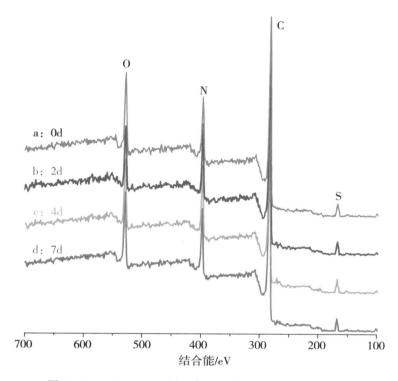

图 3 – 27 NAPPy/TCA 浸泡在 PBS 中不同时间后的 XPS 图

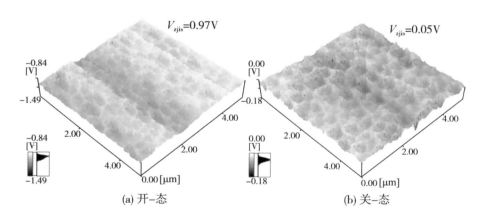

(a) 开–态   (b) 关–态

图 3 – 28 不同状态 NAPPy/TCA 培养成骨细胞后的 KFM 表面电势图

参 考 文 献

[1] Murata K, Mitsuoka K, Hirai T, et al. Structural determinants of water permeation through aquaporin-1[J]. Nature, 2000, 407(6804): 599 – 605.

[2] Hub J S, De Groot B L. Mechanism of selectivity in aquaporins and aquaglyceroporins[J]. P Natl Acad Sci USA, 2008, 105(4): 1198 – 1203.

[3] de Groot B L, Frigato T, Helms V, et al. The mechanism of proton exclusion in the aquaporin-1 water channel[J]. Journal of Molecular Biology, 2003, 333(2): 279 – 293.

[4] Doyle D A, Cabral J M, Pfuetzner R A, et al. The structure of the potassium channel: Molecular basis of K$^+$ conduction and selectivity[J]. Science, 1998, 280(5360): 69 – 77.

[5] Blank M. Ion transfer across voltage-gated channels of excitable-membranes[J]. J Electrochem Soc, 1986, 133(3): 134.

[6] Variola F, Vetrone F, Richert L, et al. Improving biocompatibility of implantable metals by nanoscale modification of surfaces: an overview of strategies, fabrication methods, and challenges [J]. Small, 2009, 5(9): 996 – 1006.

[7] Padial-Molina M, Galindo-Moreno P, Fernandez-Barbero J E, et al. Role of wettability and nanoroughness on interactions between osteoblast and modified silicon surfaces [J]. Acta Biomaterialia, 2011, 7(2): 771 – 778.

[8] Divya Rani V, Vinoth-Kumar L, Anitha V, et al. Osteointegration of titanium implant is sensitive to specific nanostructure morphology[J]. Acta Biomaterialia, 2012, 8(5): 1976 – 1989.

[9] Geetha M, Singh A, Asokamani R, et al. Ti based biomaterials, the ultimate choice for orthopaedic implants—A review[J]. Progress in Materials Science, 2009, 54(3): 397 – 425.

[10] Jun S H, Lee E J, Yook S W, et al. A bioactive coating of a silica xerogel/chitosan hybrid on titanium by a room temperature sol-gel process [J]. Acta Biomaterialia, 2010, 6(1): 302 – 307.

[11] Okada S, Ito H, Nagai A, et al. Adhesion of osteoblast-like cells on nanostructured hydroxyapatite [J]. Acta Biomaterialia, 2010, 6(2): 591 – 597.

[12] Xu L C, Siedlecki C A. Effects of surface wettability and contact time on protein adhesion to biomaterial surfaces[J]. Biomaterials, 2007, 28(22): 3273 – 3283.

[13] Anselme K. Osteoblast adhesion on biomaterials[J]. Biomaterials, 2000, 21(7): 667 – 681.

[14] Arima Y, Iwata H. Effect of wettability and surface functional groups on protein adsorption and cell adhesion using well-defined mixed self-assembled monolayers[J]. Biomaterials, 2007, 28(20): 3074 – 3082.

[15] Ranella A, Barberoglou M, Bakogianni S, et al. Tuning cell adhesion by controlling the roughness and wettability of 3D micro/nano silicon structures[J]. Acta Biomaterialia, 2010, 6(7): 2711 – 2720.

[16] Kupis J, Migdalski J, Lewenstam A. Electrochemical properties of the poly(3,4-ethylenedioxythiophene) Doped with Taurine Ligands[J]. Electroanalysis, 2013, 25(1): 195-203.

[17] Yuan L, Xie H, Luo X, et al. Taurine transporter is expressed in osteoblasts[J]. Ao Acids, 2006, 31(2): 157-163.

[18] Liao J, Pan H, Ning C, et al. Taurine-induced fabrication of nano-architectured conducting polypyrrole on biomedical titanium[J]. Macromolecular Rapid Communications, 2014, 35(5): 574-578.

[19] Qiu Z, Dubin A E, Mathur J, et al. SWELL1, a plasma membrane protein, Is an essential component of volume-regulated anion channelf[J]. Cell, 2014, 157: 447-458.

[20] Xu Y X, Wagenfeld A, Yeung C H, et al. Expression and location of taurine transporters and channels in the epididymis of infertile cross receptor tyrosine kinase-deficient and fertile heterozygous mice[J]. Mol Reprod Dev, 2003, 64(2): 144-151.

[21] Zhang J, Zhu X. Biomaterials made of bile acids[J]. Science in China Series B: Chemistry, 2009, 52(7): 849-861.

[22] Wenzel R N. Resistance of solid surfaces to wetting by water[J]. Industrial & Engineering Chemistry, 1936, 28(8): 988-994.

[23] Ding C, Zhu Y, Jiang L, et al. PANI nanowire film with underwater superoleophobicity and potential-modulated tunable adhesion for no loss oil droplet transport[J]. Soft Matter, 2012, 8: 9064-9068.

[24] Liu M, Liu X, Jiang L, et al. Reversible underwater switching between superoleophobicity and superoleophilicity on conducting polymer nanotube arrays[J]. Soft Matter, 2011, 7: 4163-5.

[25] Hille B. Ionic channels of excitable membranes[M]. Sunderland: Sinauer Associates Inc., 1984.

[26] Svirskis D, Travas-Sejdic J, Rodgers A, et al. Electrochemically controlled drug delivery based on intrinsically conducting polymers[J]. Journal of Controlled Release, 2010, 146(1): 6-15.

[27] Bay L, Jacobsen T, Skaarup S. Mechanism of actuation in conducting polymers: Osmotic Expansion[J]. The Journal of Physical Chemistry B, 2001, 105: 8492-8497.

[28] Berdichevsky Y, Lo Y H. Polypyrrole nanowire actuators[J]. Advanced Materials, 2006, 18: 122-125.

[29] Lu G, Li C, Shi G. Polypyrrole micro-and nanowires synthesized by electrochemical polymerization of pyrrole in the aqueous solutions of pyrenesulfbnic acid[J]. Polymer, 2006, 47(6): 1778-1784.

[30] Zhu Y, Hu D, Wan M, et al. Conducting and superhydrophobic rambutan-like hollow spheres of polyaniline[J]. Advanced Materials, 2007, 19(16): 2092-2096.

[31] Faghihi S, Azari F, Zhilyaev A P, et al. Cellular and molecular interactions between MC3T3-E1 pre-osteoblasts and nanostructured titanium produced by high-pressure torsion[J]. Biomaterials, 2007, 28(27): 3887-3895.

[32] Scheideler L, Rupp F, Wendel H P, et al. Photocoupling of fibronectin to titanium surfaces

influences keratinocyte adhesion, pellicle formation and thrombogenicity［J］. Dental Materials, 2007, 23(4): 469 – 478.

[33] Wittmer C R, Phelps J A, Saltzman W M, et al. Fibronectin terminated multilayer films: Protein adsorption and cell attachment studies［J］. Biomaterials, 2007, 28 : 851 – 860.

[34] Khang D, Choi J, Im Y M, et al. Role of subnano-, nano-and submicron-surface features on osteoblast differentiation of bone marrow mesenchymal stem cells［J］. Biomaterials, 2012, 33 : 5997 – 6007.

4 图案化导电的电活性生物材料

4.1 引言

　　图案化的导电高分子材料在生物传感器和组织工程领域得到了广泛研究，材料的设计和构建在组织工程和传感器应用上的结合将是未来医用生物材料发展的方向之一[1-4]。相对传统的金属材料，导电生物材料的纳米结构、导电性与氧化还原性可通过掺杂活性分子或者电化学反应参数来控制，特别是导电高分子可以传导、接收和诱导电信号[5-6]。聚吡咯是应用最广泛的生物相容性很好的导电高分子物质，但其在溶液中几乎不溶解，且有一定的疏水性，从而具有加工性能差的缺点。已有研究人员采用多种方法对导电聚吡咯进行微图案加工，使其满足生物用途，然而却都不能保证在移除模板过程中聚吡咯不损坏以及在图案化聚吡咯的同时兼顾其纳米形貌[7-9]。

　　金属材料由于具有良好的机械性能、强度和耐久性，是最为常用的组织工程材料。但随着时间的推移，由于长时间的压力和在生理环境中金属的氧化，会产生有害物质，因而金属材料不是理想的植入材料。可植入材料的替代品中，最理想的是具有优越的生物相容性和能够提供良好的机械和拉伸强度的图案化材料。图案化材料的巨大优势之一是基底可以促进细胞的定向生长，如肌肉纤维或骨组织的排列，以及促进细胞增殖或分化[10-11]。然而目前图案化的生物材料很少被用于骨组织研究，而已有研究表明图案化的材料在组织工程方面有着巨大的潜力[7]。

　　基于电活性生物材料在生物相容性和成骨性方面表现出来的良好性能[12]，本研究采用导电性存在差异的平台作为模板来构建钛酸钠/聚吡咯纳米结构微图案。首先在模板上引入预成核层，为构建纳米结构提供必要的成核位点，再通过电化学过程探究掺杂剂浓度、反应电流密度和反应时间对柠檬酸掺杂聚吡咯纳米结构的调控。这种独特的构建方式具有灵活快捷与多样性等特点，而且为生物材料表面调控导电聚合物结构成分提供了一种新的思路。本研究所提出的设计方法，通过控制电化学氧化还原性，以及氧化还原态的表面电势，在钛酸钠膜层上形成电势差，构建微图案，既保持了导电聚合物的电化学可控纳米结构特性，又可在材料表面构建可调控电场。同时，课题组对钛酸钠/聚吡咯微图案材料的功能化特性、润湿角、蛋白吸附以及细胞毒性和细胞黏附等生物学效应进行了研究，得到的微图案导电电活性材料具有以下表面特性：微图案的表面有着良好的润湿度，呈现图案化蛋白吸附的特点，并且微图案材料表面有利于细胞的铺展。

图案化导电高分子掺杂敏感的生物分子表现出优异的导电性和功能化能力，已经成为未来生物传感器设计的重点[7]。本研究通过激光刻蚀和电化学沉积的方法，构建了图案化葡萄糖传感器，对于葡萄糖浓度变化的响应拟合效率达到0.994，灵敏度极高，同时具有响应速度快和稳定性好的特点。

4.2　图案化导电电活性生物材料的制备

通过微区导电性差异的模板可构建纳米结构的聚吡咯微图案，并能实现对微图案中纳米结构聚吡咯的精确控制，且能灵活快捷地构建多样化的微图案。用聚吡咯来构建图案，既兼顾了钛酸钠的生物相容性，又考虑到了导电聚吡咯的氧化还原性。此图案化方法灵活有效，可以自由地对聚吡咯纳米结构进行调控，其构建流程为构建聚吡咯微图案表面提供了一种新的思路。

聚吡咯微图案的构建分为两步（图4-1）：第一步，有选择性地进行激光处理，构建有导电性差异的模板；第二步，在模板上的导电区域进行电化学聚合，得到聚吡咯微图案纳米结构。

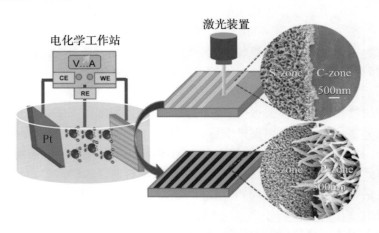

图4-1　聚吡咯微图案构建流程图

1. 模板表面预成核层的构建

为了在材料模板上构建钛酸钠纳米结构与聚吡咯纳米结构的微图案，需要在模板的C-zone（也就是激光辐照烧蚀的钛金属区域）构建聚吡咯预成核层。首先在模板表面通过电化学聚合引入掺杂了 Cl^- 的聚吡咯预成核，在定制的有机玻璃电解池中进行电化学反应，构建聚吡咯预成核层。电化学反应系统使用三电极工作体系，其中模板作为工作电极，饱和甘汞电极作为参比电极，铂片作为对电极；电解质溶液为 0.2 mol/L 的吡咯单体和 0.2 mol/L 的 HCl 溶液。为了稳定构建预成核层，本研究对微图案构建的工艺条件（如电化学工作站对反应电流密度和反应时间）进行了探讨：在激光烧蚀间距为 100 μm［即相邻激光烧蚀区（C-zone）间距为 100 μm］时，聚吡咯预成核层首先在模板的钛酸钠膜层区（S-zone）和激光烧蚀区（C-zone）交界处沉积，随着时间的增加会向 C-zone 中心生长，同时也将在原有基础上向不导电的 S-zone 区域生长；增加反应的电流密度会加速聚吡咯沉积的速率，同时，延长反应时间会使聚吡咯逐渐填满 C-zone，但与此同时，聚吡咯也将向 S-zone 生长，如图 4 -2 所示。构建边界整齐且能完整覆盖 C-zone 的聚吡咯预成核层，可通过改变电化学参数、调节电流密度与反应时间来实现。从图 4 - 2 可以看出，当电流密度为 20 mA/cm^2、反应时间为 20 s 时，得到的聚吡咯预成核层在模板中 C-zone 区边界最为整齐且完全覆盖。

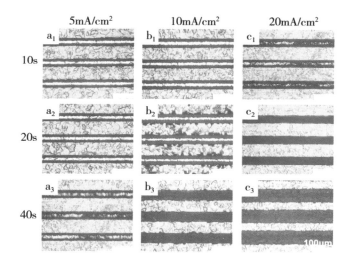

图 4 - 2　模板中构建聚吡咯预成核层

（a ～ c）电流密度分别为 5 mA/cm^2、10 mA/cm^2 和 20 mA/cm^2（从左到右）；

（1 ～ 3）反应时间分别为 10 s、20 s、40 s（从上至下）

2. 纳米结构聚吡咯微图案的构建

构建的聚吡咯预成核层为电化学构建纳米结构聚吡咯提供了成核位点，从而可以在预成核层上构建聚吡咯纳米结构。电化学反应装置仍使用预成核层的反应装置，三电极体系：C-zone 构建聚吡咯预成核层的模板作为工作电极，甘汞电极作为参比电极，铂片作为对电极；电解质溶液为 0.2 mol/L 吡咯单体和 0.2 mol/L 掺杂柠檬酸的磷酸盐缓冲液（PBS）；在 1.5 mA/cm^2 恒流条件下电化学聚合 20 s，反应完成之后用去离子水进行冲洗并浸泡 30 min，抽风干燥之后保存。

本研究使用光纤激光打印机，通过激光对模板进行自定义多样化加工（见图 4 -3），实现对微图案的精确调控。通过电化学反应来构建聚吡咯，不仅可以精确控制聚吡咯的纳米形貌，而且可以通过不同离子的掺杂来改变聚吡咯的性能。本研究所构建的聚吡咯微图案，在兼顾聚吡咯微观结构的同时，为聚吡咯宏观上的加工提供了新的思路。

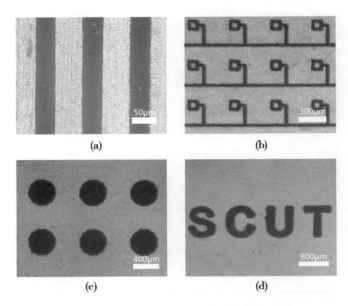

图 4 - 3　多样化微图案的构建

4.3　图案化导电电活性生物材料的功能特性

4.3.1　导电纳米结构电活性材料的表征

　　对 $20\ mA/cm^2$ 恒流条件下电化学聚合 20 s 后构建的聚吡咯预成核层进行表征，其微观结构如图 4 - 4 所示。由图 4 - 4a 可见，聚吡咯与钛酸钠在微观上有规整的边界，图 4 - 4b 显示预成核层为层状颗粒结构，可为下一步聚吡咯纳米结构的构建提供反应的成核位点。

　　对聚吡咯预成核层进行红外光谱分析，如图 4 - 4c 所示，$1546\ cm^{-1}$ 和 $1455\ cm^{-1}$ 分别为聚吡咯中 C＝N 和 C＝C 的伸缩振动峰；$1260\ cm^{-1}$ 和 $1030\ cm^{-1}$ 为聚吡咯上 C—H 平面振动和变形振动；重要的是 $1175\ cm^{-1}$ 为聚吡咯环 C—N 弯曲振动。由此可知，沉积在模板微区 C-zone 上形成的预成核层是电化学聚合生成的聚吡咯。

　　值得注意的是，当模板表面激光烧蚀的微图案变化时，预成核层工艺需要重新对电流密度和反应时间进行调整。如图 4 - 5 所示，当激光烧蚀的条形区域的距离由 $100\ \mu m$ 变成 $150\ \mu m$ 的时候（图 4 - 5a），若采用工艺参数电流密度为 $20\ mA/cm^2$、反应时间为 20 s 时，则无法得到稳定的边界。但当反应电流密度为 $10\ mA/cm^2$、反应

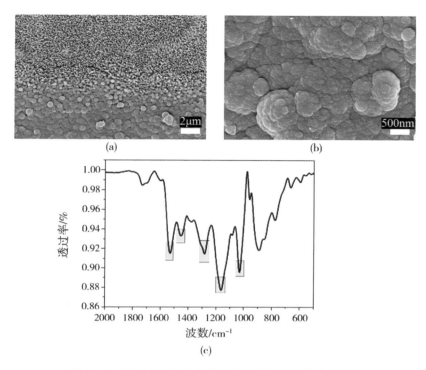

图4-4　模板表面聚吡咯预成核层结构和化学成分表征

（a）聚吡咯与钛酸钠边界的微观结构；（b）聚吡咯预成核层的放大图；（c）聚吡咯的红外光谱图

时间为20 s时，可以构建稳定的聚吡咯预成核层结构，如图4-5b所示。上述结构说明，当通过激光构建自定义模板时，也可以通过调控电流密度和反应时间来获得构建聚吡咯预成核层的最优工艺参数。

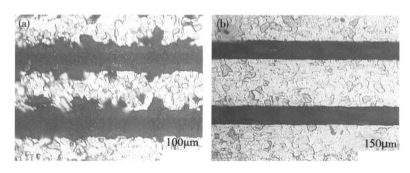

图4-5　间距为150 μm时不同工艺条件下构建聚吡咯预成核层的情况

（a）反应电流密度20 mA/cm²、反应时间20 s（同间距为100 μm时最佳工艺）；

（b）反应电流密度10 mA/cm²、反应时间20 s

用红外光谱和 X 射线电子能谱来表征纳米结构的化学成分，以及柠檬酸活性小分子是否掺杂在聚吡咯结构中。纳米结构的聚吡咯的红外光谱图和 X 射线电子能谱图（XPS）如图 4 - 6 所示。从图 4 - 6a 可知，形成了纳米结构的聚吡咯，且有柠檬酸根离子掺杂于聚吡咯之中。在 1546 cm^{-1} 和 1470 cm^{-1} 处出现 C＝N 和 C＝C 伸缩振动峰，同时在 1176 cm^{-1} 处出现 C—N 弯曲振动峰，这说明了聚吡咯环的存在；而 1275 cm^{-1} 和 1030 cm^{-1} 处分别为 C—H 的面内振动峰和变形振动峰，1176 cm^{-1} 为 C—N 伸缩振动峰，谱图中 775 cm^{-1} 和 678 cm^{-1} 处的峰分别为 C—H 环外变形振动和 C—C 环外变形振动峰，这些峰是电化学构建的聚吡咯形成的证据；另一方面，在 1693 cm^{-1} 处的峰属于掺杂剂柠檬酸离子中的 C＝O 羰基的振动峰，证明柠檬酸离子掺杂剂在聚吡咯之中；而 910 cm^{-1} 处的峰则是微图案中钛酸钠区域的 Ti—O 峰。

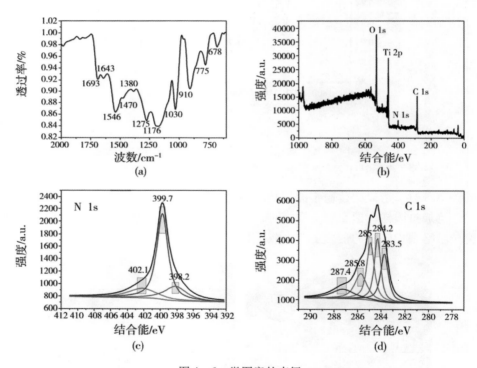

图 4 - 6　微图案的表征

（a）纳米结构聚吡咯的全反射红外光谱图（ATR-FTIR）；（b）纳米结构聚吡咯的 XPS 谱图；

（c）氮元素 XPS 谱；（d）碳元素 XPS 谱

从 XPS 谱图（图 4 - 6b ～ d）可分析出微图案区的元素组成。Ti 元素来源于微图案中的钛酸钠，氮（N）元素来自聚吡咯，C 元素来自于聚吡咯或部分掺杂剂柠檬酸。为了证明掺杂剂柠檬酸是否存在于微图案区，于是对碳元素和氮元素进行单谱分析。从图 4-6c、d 可知，氮元素的单谱得到 398.2 eV、399.7 eV 和 402.1 eV 三个分峰，分别属于 C＝N－，C—N 和带电荷的氮 C—N＋，为吡咯环中碳氮元素结合的三种形式；碳的分峰中，285.0 eV、285.8 eV 和 287.4 eV 分别属于吡咯环中的 C—C 键合、掺杂剂的 C—OH 以及羧酸离子中的羰基 C＝O，284.2 eV 和 283.5 eV 分别属于聚吡咯环中的 α-碳和 β-碳元素。通过 XPS 分析证明，掺杂剂柠檬酸掺杂在聚吡咯纳米结构的微图案区。

4.3.2 影响聚吡咯纳米结构微图案的因素

1. 掺杂剂浓度对聚吡咯纳米结构的影响

柠檬酸是生物体中常见的小分子物质之一，柠檬酸及其衍生物作为还原剂、络合剂和稳定剂在制备纳米结构中被广泛使用。根据课题组前期工作，将柠檬酸作为掺杂剂引入聚吡咯结构，探究其对聚吡咯纳米结构的调控作用。

根据柠檬酸调控聚吡咯构建形成的机理[13]：溶液中游离的吡咯和吡咯分散液滴能够捕获柠檬酸形成络合物而稳定，在电势的引导下，吡咯液滴和柠檬酸络合物向预成核层表面迁移并聚合，在纳米液滴引发聚合之后，柠檬酸通过氢键引导聚吡咯链有序排列。鉴于柠檬酸在聚吡咯纳米结构构建过程中发挥的重要作用，因此，本研究采用柠檬酸作为掺杂剂，在模板表面进行聚吡咯纳米结构的微图案构建。

本研究通过调控电解液中柠檬酸的浓度，研究柠檬酸浓度对聚吡咯纳米结构微图案区构建的影响。如图 4-7 所示，当柠檬酸浓度较低时（浓度为 0.05 mol/L），预成核层表面形成突出状纳米结构，少量柠檬酸可以引导纳米结构前期聚合，但是没有持续堆积（图 4-7d）；当柠檬酸浓度为 0.2 mol/L 时，聚吡咯可以形成形状稳定的纳米棒状结构（图 4-7e），当柠檬酸浓度进一步增高时（柠檬酸浓度为 0.4 mol/L），随着聚吡咯的大量堆积，较多的聚吡咯团形成，纳米棒状结构的聚吡咯相对不太规整（图 4-7f）。从图 4-7d～f 的图谱可以看出，柠檬酸掺杂聚吡咯纳米结构的构建，且微图案保持良好。

对微图案的表面进行元素面扫描如图 4-8 所示，聚吡咯集中稳定地构建在模板中的预成核上。对于导电性极差的纳米钛酸钠区域，虽然比表面积大，但因没有电势进行引导，不能形成聚吡咯纳米结构。

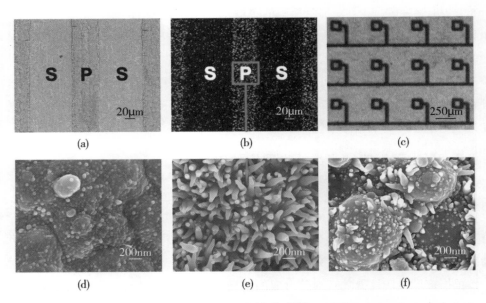

图 4 – 7　微图案的表征

（a）（b）分别为微图案的电镜图与 EDS 面扫谱图，其中 S 代表钛酸钠微区域，P 代表聚吡咯微区；

（c）回路形微图案结构的构建；

（d – f）电解液中柠檬酸浓度分别为 0.05 mol/L、0.2 mol/L 和 0.4 mol/L 时微图案中聚吡咯的纳米结构；

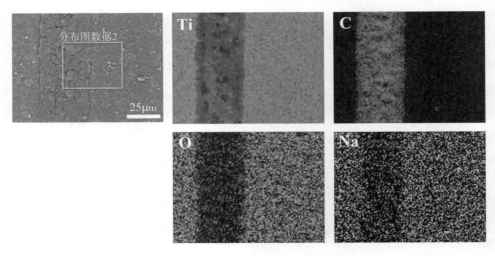

图 4 – 8　微图案的 EDS 元素面扫描

2. 电流密度对聚吡纳米结构的影响

前面的研究已表明，电流密度对电化学调控纳米形貌起着至关重要的作用。因此，本研究探讨了在合适的掺杂剂浓度，即柠檬酸浓度为 0.2 mol/L 的电解液中，不同的电流密度对聚吡咯纳米结构的影响。

图 4-9 为聚合电流密度对聚吡咯表面纳米形貌的影响,在相同反应时间(25 min)的条件下,电流密度低至 0.5 mA/cm² 时,在预成核层表面生长出取向均匀的乳突状纳米结构聚吡咯;而当电流密度增高(电流密度 1.0 mA/cm²)时,如图 4-9b 所示,聚吡咯有序进行沉积生长,然而在此电流密度下,预成核层表面虽然形成聚吡咯线状结构,但电势不足以均匀稳定地在所有的成核位点使聚吡咯持续堆积生长。当电流密度增至 1.5 mA/cm² 时,如图 4-9c 所示,纳米线结构的聚吡咯清晰可见。由此可知,游离的吡咯和吡咯液滴在柠檬酸的引导下,通过电流密度来控制预成核表面的电势来调控自组装行为。

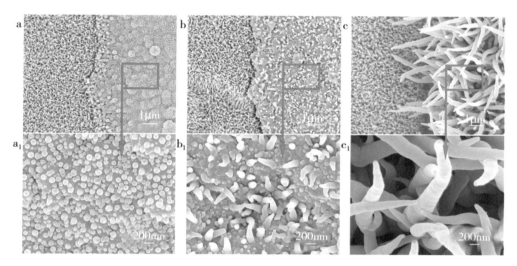

图 4-9　不同电流密度对构建微图案中聚吡咯的纳米结构的影响

a,b,c 分别为聚合电流密度为 0.5 mA/cm²,1.0 mA/cm²,1.5 mA/cm² 下微图案中钛酸钠和聚吡咯边界;

a₁,b₁,c₁ 为聚吡咯区域的放大视图

4.3.3　微图案的氧化还原特性与电学特性

为了对表面聚吡咯微图案进行电势调节,首先要探究其氧化还原电势。本研究使用电化学工作站记录微图案的循环伏安曲线(CV 曲线),使用与反应装置相同的三电极系统,电解液为 PBS(pH 7.4)和浓度为 0.2 mol/L 柠檬酸,循环伏安曲线范围选择为 $-0.9 \sim 0.8$ V,扫描速度为 20 mV/s。通过对比实验,确定氧化电势和还原电势为 0.4 V 和 -0.45 V 较佳(图 4-10)。

进一步使用与测试 CV 曲线相同的三电极系统和电解液对微图案中聚吡咯进行氧化和还原状态的调控。在微图案表面施加比还原电势更低的电势(-0.7 V)使其发生还原反应,持续 10 min,以触发聚吡咯的还原反应,施加比氧化电势更高的电势(0.5 V)使其发生氧化反应,同样持续 10 min,以触发氧化反应。通过对聚吡咯进行氧化处理或还原处理实现材料表面的电学性能调控。

采用循环伏安法研究掺杂不同浓度柠檬酸的聚吡咯微图案结构的氧化还原可逆性，利用电化学工作站记录 CV 曲线，如图 4-11 所示。对比不同浓度柠檬酸构建的三种聚吡咯微图案的 CV 曲线，发现当构建高浓度或者低浓度的不规整聚吡咯膜层时，微图案并不具有明显的氧化还原性；只有在柠檬酸浓度适度时才能构建出稳定均匀的纳米结构，且微图案表面的聚吡咯结构有稳定的氧化还原可逆性能。其中，在此微区中构建的聚吡咯的氧化电势和还原电势分别为 0.4 V 和 -0.45 V。对有序均匀的聚吡咯纳米结构具有良好电活性的成因进行分析，我们认为：①均匀纳米线结构有更高的活性表面积与电解液进行接触；②掺杂与去掺杂过程有更短的离子运输通道。以上的这些性能是其作为电子器件和生物传感器的关键。

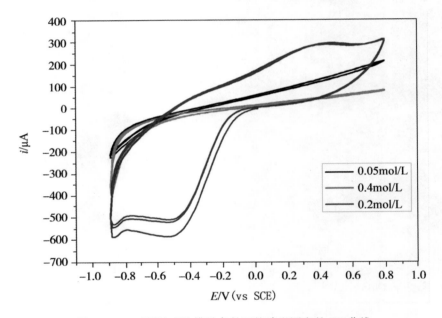

图 4-10　不同浓度柠檬酸条件下构建微图案的 CV 曲线

作为具有氧化还原性的导电高分子，通过在微图案表面持续施加氧化电势或者还原电势可以对聚吡咯进行离子掺杂与去掺杂，使聚吡咯处于不同的氧化还原态，从而对聚吡咯的表面电势进行调控。微图案中另一个区域，也就是钛酸钠膜层区为半导体，其表面电势不会因为施加电势而产生电势变化。基于此，通过在微图案表面施加氧化电势或者还原电势调控聚吡咯区域的电势，从而在微图案表面构建一个可调控的电场。

通过电势调节之后的聚吡咯会处于不同的状态。定义未经电势调控的聚吡咯为原始态(original state)，经过氧化电压与还原电压调控的聚吡咯分别为氧化态(oxidation state)和还原态(reduction state)。对微图案的边界电势进行测量，如图

4-11所示。钛酸钠膜层区域电势在 -150 mV 稳定，不受调控电势影响，在原始状态下，聚吡咯电势为 -30 mV，两个相邻区域的电势差异会在微区表面形成一个材料固有的微电场；当在微图案表面施加还原电势对聚吡咯区域进行调控时，聚吡咯去阴离子掺杂，聚吡咯区域的表面电势增加到 -200 mV，此过程会增强微图案表面形成的微电场；而当施加氧化电势时，聚吡咯掺杂阴离子，从而使聚吡咯区域的表面电势降低至 -50 mV，从而减弱微图案表面形成的微电场。

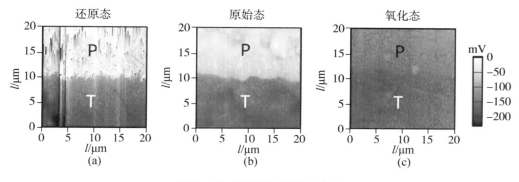

图 4-11　微图案边界处的电势

P—聚吡咯区；T—钛酸钠区

(a)当聚吡咯处于还原态，边界处的电势差异；

(b)原始态聚吡咯微图案表面边界处电势差异；

(c)当聚吡咯处于氧化态，边界处的电势差异

从生物学和细胞学意义上来讲，电势对细胞的行为会产生积极的影响。目前关于电势对细胞行为的影响还主要集中在外加电场的影响，本研究构建了本身带电荷且可调控某一区域电势变化的材料，为电活性材料在组织工程中的应用提供了新的思路。

4.4　图案化导电电活性生物材料的界面生物学效应

4.4.1　微图案表面润湿角性能

在生物材料方面，材料表面的浸润性对蛋白吸附和细胞黏附都有影响。本研究将生物钛表面构建的钛酸钠膜层和聚吡咯膜层作为对照组，聚吡咯微图案材料作为实验组，进行对比实验，结果如图 4-12 所示。钛酸钠表面亲水性极好，其接触角为 $18° \pm 3°$（图 4-12a_1）；聚吡咯表面接触角为 $79° \pm 3°$（图 4-12c_1），为较亲水的状态。通过微图案构建的材料表面接触角却发生了有趣的小幅度变化：在材料表面的水滴形状是椭圆形，平行于微槽和垂直于微槽的接触角分别为 $30° \pm 4°$（图 4-12b_2）和 $44° \pm 5°$（图 4-12b_1），两个方向的接触角有小幅度的差异，介于微图案中

不同结构的两种表面之间。分析其原因，可能是由于图案化表面具有各向异性，水滴在材料表面受到每个方向力的大小不同而引起。

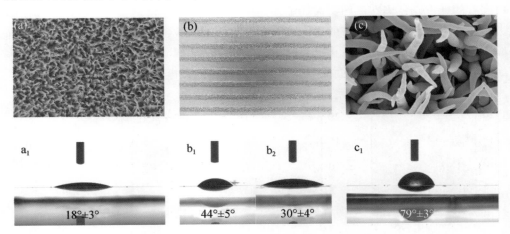

图 4 - 12　三种不同材料的表面水接触角

(a)～(c)分别为钛酸钠、微图案和聚吡咯；

a_1、b_1 和 b_2、c_1 分别为三种不同材料的表面接触角图

4.4.2　微图案表面蛋白吸附性能

为了测定微图案表面的蛋白吸附性能，实验组对人体血浆中两种重要的蛋白——牛血清蛋白(BSA，等电点为 4.7)和免疫球蛋白 G(IgG，等电点为 8.0)的吸附情况进行了测定，其操作如下：

(1)根据材料数量配制蛋白溶液，用 PBS(pH = 7.4)配制质量浓度为 0.5 mg/mL 的牛血清蛋白 - Cy3 溶液。

(2)将材料编号，且标记正反面，将材料放入 24 孔板中，每孔中加入蛋白溶液 300 μL(在有材料的孔周围加入 PBS，防止溶液挥发过快)，将培养板置于 37℃ 恒温箱中培养 2 h，使用 PBS 冲洗孔板 3 次，将材料转移至新的 24 孔板中，每孔加入 300 μL 的 PBS，用锡纸包好避光，进行荧光显微镜观察。若需存放，应放在 4℃ 冰箱中储存。

(3)使用倒置荧光显微镜对样品进行观察，在绿色光激发下，Cy3 标记为红色荧光；在蓝色光激发下，FITC 标记的组织出现绿色荧光。

FITC 标记的免疫球蛋白也用 PBS 配成质量浓度为 0.5 mg/mL 的溶液。其他操作步骤和上述的牛血清蛋白相同。

通过荧光显微镜可直接观测荧光标记的蛋白在材料表面的吸附情况，如图 4 - 13 所示。图 4 - 13a_1，b_1、c_1 分别为钛酸钠、微图案和聚吡咯样品表面 Cy3 标记的牛血清蛋白的吸附荧光图片，全部显红色荧光；图 4 - 13a_2、b_2、c_2 分别为钛酸钠、

微图案、聚吡咯样品表面 FITC 标记的免疫球蛋白的吸附荧光图片，全部显绿色荧光。通过比较样品表面荧光强度，发现在短暂的蛋白吸附之后，钛酸钠对于蛋白吸附量很多；与此相反的是，聚吡咯对于蛋白的吸附量非常少。微图案材料表面两个不同区域吸附蛋白的差异明显，微图案中钛酸钠区域的蛋白吸附量多而聚吡咯区域吸附量非常少。同时，两种不同等电点的蛋白，吸附的情况显示出相同的结果，说明表面带电情况对不同蛋白吸附影响很小。

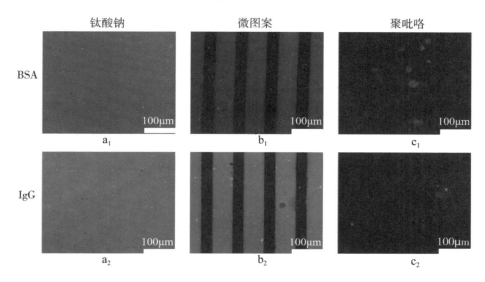

图 4-14   对照组和微图案表面牛血清蛋白(BSA)和免疫球蛋白 G(IgG)的蛋白吸附

4.4.3　微图案表面对细胞增殖和形态的调控作用

1. 细胞培养和材料表面接种

在细胞实验前对所有的样品用 75% 的酒精浸泡 30 min，之后用紫外光照射 30 min，用 PBS 清洗两次，完成灭菌后，放入 48 孔板中待用。选择第五代小鼠骨髓间充质干细胞为研究对象，培养基为 DMEM 高糖培养基，加入 10% 胎牛血清，培养瓶置于温度为 37℃、二氧化碳浓度为 5% 的生化培养箱。当细胞生长状态良好且培养瓶 80% 的面积黏附细胞时，用 1 mL 胰蛋白酶消化细胞 1 min，加入生长培养基之后离心，使用生长培养基配成细胞悬液进行细胞数量计数，将细胞悬液用细胞培养基配制成细胞密度为 10 000 个/mL 的细胞悬液，接种于准备好的材料表面，培养板置于温度为 37℃、二氧化碳浓度为 5% 的生化培养箱中，用于死活细胞染色实验和细胞骨架染色实验。实验组为钛酸钠/聚吡咯微图案，对照组为聚吡咯(生物钛表面构建与微图案相同的聚吡咯)及生物钛表面进行碱热处理之后的纳米片结构的钛酸钠。

2. 骨髓间充质干细胞死活染色

首先配制死活染色荧光染料，配制过程在避光条件下进行。将分装的钙黄绿素AM（1 mg/mL）储存液和碘化丙锭PI（1 mg/mL）储存液手温温热5 min，使储存液在18～25℃条件下完全溶解。每毫升溶液加2 μL黄绿素AM（1 mg/mL）储存液和5 μL碘化丙锭PI（1 mg/mL）储存液，于1 mLPBS的1.5 mL离心管（PBS用量=样品个数×浸没样品溶液体积），配制成2 μLg/mL钙黄绿素AM和5 μg/mL碘化丙锭PI的工作染料，用锡纸包裹并旋涡振荡30 s，备用。取出培养细胞的孔板，并移至无菌的48孔板内。用PBS洗涤样品3次，确保除去培养基中含有的活性酯酶，并除去所有PBS。加入300 μL死活染料于孔板样品表面，使之完全浸没样品，并轻轻地左右摇晃，使染料完全湿润样品。置于生化培养箱内避光培养20 min。除去染料，使用PBS洗涤2次，除去多余染料，最后加入300 μL无菌PBS。样品染色后用锡纸包裹并做标记，随即进行倒置荧光表征。将染色样品置于倒置荧光显微镜下观察，在相同位置对两种荧光分别拍照。

3. 骨髓间充质干细胞骨架染色

细胞在培养板中的材料表面生长24 h之后，吸弃培养板中的培养基，用PBS洗涤3次，每次洗涤时间约5 min。吸弃PBS，每孔加入4%中性多聚甲醛0.5 mL在室温下固定10 min。用含0.1% Triton X-100的PBS洗涤3次，每次洗涤时间约5 min。在避光条件下，配制含有1% BSA和0.1% Triton X-100的PBS，然后用该PBS按照1∶100的比例稀释Actin-Tracker Green配制FITC探针溶液。培养板中材料表面加入FITC探针溶液0.2 mL染色，使用锡纸包裹培养板，室温下避光孵育1 h。避光条件下用含0.1% Triton X-100的PBS洗2～4次，每次洗涤时间约5 min。避光条件下，吸弃清洗液，然后加入200 μL的4',6-二脒基-2-苯基吲哚（DAPI）溶液复染细胞核5 min。弃去DAPI溶液，每孔加入0.5 mL PBS冲洗细胞，弃液，重复冲洗3次。培养板用锡纸包裹避光，使用激光共聚焦显微镜表征细胞骨架与细胞核。

为了判断微图案材料对小鼠的骨髓间充质干细胞的毒性，通过细胞死活染色实验来进行说明，如图4-14所示，实验组和对照组中细胞绝大部分都为活细胞，死细胞非常少。这表明本研究条件下经过碱热处理的钛酸钠以及柠檬酸掺杂的聚吡咯均对骨髓间充质干细胞有较好的生物相容性。

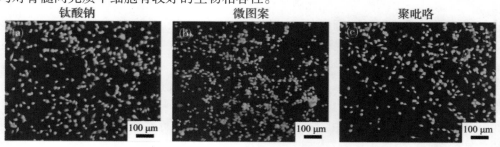

图4-14 样品表面培养骨髓间充质干细胞1 d的死活细胞荧光显微图

为了进一步分析细胞的形貌，在培养 2 d 之后，利用荧光探针对细胞的骨架进行染色，观察其形貌，结果如图 4 – 15 所示。从图 4 – 15a 中可以看出，表面润湿性优以及易于吸附蛋白的钛酸钠可以促进骨髓间充质干细胞的黏附和铺展，在钛酸钠表面的骨髓间充质干细胞铺展面积非常大，同时通过高倍图可以看到细胞的微丝，但是细胞的长径比较小（图 4 – 15a_1）；与此相对应，润湿性较差并且短时间内不易吸附蛋白的柠檬酸掺杂的聚吡咯，其细胞铺展面积非常小，细胞质面积比较小，甚至呈球状（图 4 – 15c、c_1）；在构建了微图案结构之后，微图案表面细胞能进行较好的铺展，与钛酸钠表面相比有较大的长径比，同时从高倍荧光图可以看出，在不利于细胞黏附和铺展的聚吡咯区域，细胞液可以非常好地横跨在钛酸钠与聚吡咯的边界（图 4 – 15b、b_1）。由此可以认为，在骨髓间充质干细胞接种于微图案表面时，细胞表面的蛋白等可以感应微区电势差并产生生物电信号，调节细胞的形貌和伸展方向[10-11]，使得细胞黏附在微图案边界。细胞的长径比和细胞骨架的方向亦对干细胞的分化有影响[14]。

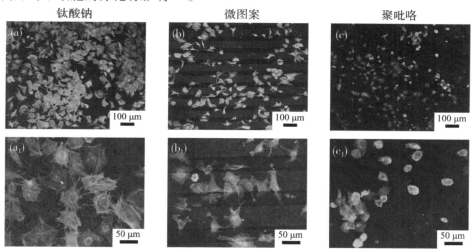

图 4 – 15 钛酸钠、微图案和聚吡咯表面骨髓间充质干细胞的铺展形貌

4.5 图案化导电电活性材料在生物检测中的应用

葡萄糖传感器是化学传感器中的一种特殊传感器，它以葡萄糖酶作为传感的敏感基元，对葡萄糖具有高度选择性。葡萄糖电化学生物传感器一般有两个主要组成部分：一是生物或者化学分子识别元件，为可固定化的具有分子识别能力的葡萄糖酶类；二是信号转换器，该部分主要由电化学系统构成，通过捕捉各种物理或者化学信号与敏感基元之间的反应，并且转换为电位或电流等电信号输出，实现生物信号的转换和检测。当葡萄糖与分子识别的葡萄糖酶进行特异性结合后，所产生的复合物通过信号转换器输出为电信号，进一步通过拟合曲线的标定获得被测物的浓

度，从而达到分析检测的目的[15]。

本研究通过将葡萄糖酶接种到微图案表面构建一个生物传感器，来探讨材料本身作为生物传感器潜在的应用价值。首先，制备微图案葡萄糖传感器：将 5 mg 牛血清蛋白（BSA）和 2.5 mg 葡萄糖氧化酶（GOD）溶于 100 μL 的 PBS 中，配置酶溶液，每次取 10 μL 酶溶液均匀地涂覆在微图案表面，在 4℃ 条件下依次涂覆 5 次，每次间隔 30 min。用 PBS 浸泡洗净，保存在 4℃ 冰箱中备用。用电化学工作站（ZENNIUM，德国 ZAHNER）进行检测。电极样品池为 25 mL PBS（pH 7.4），三电极体系为：钳电极和甘汞电极分别作为对电极和参比电极，微图案葡萄糖传感器作为工作电极。在 0.3 V 恒压、37℃ 条件下进行检测。开始检测前，PBS 中葡萄糖浓度为 0.1 mmol/L，在电化学曲线稳定之后，每次加入 50 μL 溶液使得溶液浓度增加。在忽略 50 μL 溶液对浓度影响的情况下，每次使葡萄糖浓度增加 0.025 mmol/L（4 次），之后每次使葡萄糖浓度增加 0.1 mmol/L，两次滴加葡萄糖溶液的时间间隔为 120 s。其中果糖与蔗糖的操作步骤、溶液浓度变化以及滴加时间间隔与葡萄糖一致。通过电化学工作站记录电势变化的趋势线，如图 4-16 所示。

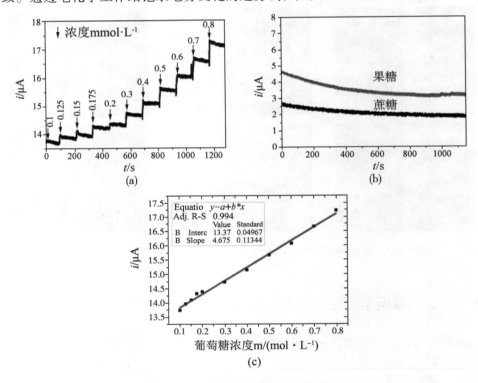

图 4-16　微图案生物传感器的响应

(a) 微图案传感器的电流响应，初始葡萄糖浓度为 0.1 mmol/L，葡萄糖浓度以 0.025 mmol/L 增加
　　（第五次之后以 0.1 mmol/L 增加）；
(b) 果糖和蔗糖相同条件下的对照试验；
(c) 微图案生物传感器对葡萄糖的电流响应拟合

　　从图4－16a 微图案传感器电流对葡萄糖浓度的响应可以看出，电流随着葡萄糖浓度的变化而变化，并且响应时间极短，而且在电流快速达到之后，在 2 min 的时间内都属于稳定期。即使在浓度低至 0.1 mmol/L 的葡萄糖溶液中，浓度仅变化 0.025 mmol/L 时，一样可以做出迅速的响应。图4－16b 反映了在相同测试条件下，蔗糖和果糖的电流响应甚微，这说明其传感器具有选择性。将葡萄糖浓度从 0.1 mmol/L 经过四个梯度到 0.2 mmol/L，再经过六个梯度到 0.8 mmol/L，对微图案传感器的电流响应进行线性拟合（见图4－17c），拟合效率达到 0.994；从拟合斜率计算得到微图案传感器灵敏度为 9.305 $\mu A \cdot mA^{-1} \cdot cm^{-2}$ 和文献中报告的优良的传感器检测性能相当。

参 考 文 献

[1] Sivaraman K M, Ozkale B, Ergeneman O, et al. Redox cycling for passive modification of polypyrrole surface properties: Effects on cell adhesion and proliferation[J]. Advanced Healthcare Materials, 2013, 2(4): 591 – 598.

[2] Hardy J G, Lee J Y and Schmidt C E. Biomimetic conducting polymer-based tissue scaffolds [J]. Current Opinion in Biotechnology, 2013, 24(5): 847 – 854.

[3] Khodagholy D, Doublet T, Quilichini P, et al. In vivo recordings of brain activity using organic transistors[J]. Nature Communications, 2013, 4.

[4] Isaksson J, Kjall P, Nilsson D, et al. Electronic control of Ca^{2+} signalling in neuronal cells using anorganic electronic ion pump[J]. Nature Materials, 2007, 6(9): 673 – 679.

[5] Liao J W, Wu S L, Yin Z Y, et al. Surface-dependent self-assembly of conducting polypyrrole nanotube arrays in template-free electrochemical polymerization [J]. Acs Applied Materials & Interfaces, 2014, 6(14): 10946 – 10951.

[6] Balint R, Cassidy N J and Cartmell S H. Conductive polymers: Towards a smart biomaterial for tissue engineering[J]. Acta Biomaterialia, 2014, 10(6): 2341 – 2353.

[7] Park S H, Kang Y J and Majd S. A review of patterned organic bioelectronic materials and their biomedical applications[J]. Advanced Materials, 2015, 27(46): 7583 – 7619.

[8] Ho D, Zou J L, Chen X J, et al. Hierarchical patterning of multifunctional conducting polymer nanoparticles as a bionic platform for topographic contact guidance[J]. Acs Nano, 2015, 9(2): 1767 – 1774.

[9] Sasaki M, Karikkineth B C, NagamineK, et al. Highly conductive stretchable and biocompatible electrode-Hydrogel hybrids for advanced tissue engineering[J], Advanced Healthcare Materials, 2014, 3(11): 1919 – 1927.

[10] Allen G M, Mogilner A and Theriot J A. Electrophoresis of cellular membrane components creates the directional cue guiding keratocyte galvanotaxis [J]. Current Biology, 2013, 23 (7): 560 – 568.

[11] Cohen D J, Nelson W J and Maharbiz M M. Galvanotactic control of collective cell migration in

epithelial monolayers[J], Nature Materials, 2014, 13(5): 530.

[12] Ning C Y, Yu P, Zhu Y, et al. Built-in microscale electrostatic fields induced by anatase-rutile-phase transition in selective areas promote osteogenesis[J]. Npg Asia Materials, 2016, 8: 243.

[13] Liao J W, Zhu Y, Yin Z Y, et al. Tuning nano-architectures and improving bioactivity of conducting polypyrrole coating on bone implants by incorporating bone-borne small molecules[J], Journal of Materials Chemistry B, 2014, 2(45): 7872 - 7876.

[14] Yao X, Peng R, Ding J D. Cell-material interactions revealed via material techniques of surface pattering[J]. Advanced Materials, 2013, 25(37): 5257 - 5286.

[15] Pan L J, Yu G H, Zhai D Y, et al. Hierarchical nanostmctured conducting polymer hydrogel with high electrochemical activity[J]. Proceedings of the National Academy of Sciences of the United States of America, 2012, 109(24): 9287 - 9292.

5 微区压电响应特性电活性生物材料

5.1 引言

骨组织自身具有的压电性对骨生长和骨修复过程都具有重要的意义。已有研究表明，骨内压电性主要来源于线性排列的胶原分子[1-4]。在动物体内，胶原分子组装成为胶原纤维并进一步矿化形成多级骨结构，该过程表现为：羟基磷灰石、胶原和其它蛋白首先进行纳米级组装，成为胶原纤维，再由胶原纤维进一步组装为胶原束，之后形成具有基本细胞功能的骨单元，最终形成致密或者疏松的骨组织[5]。因此，骨本身是一种具有空间特异性的电学功能材料，具有微米尺度分布的压电响应型结构。这种具有空间特异性的骨结构可将机械能转化为空间分布的表面电荷，从而对周围的细胞提供电刺激，调控骨再生过程[6,7]。

体内和体外实验都证明电刺激能够调控细胞生物学行为[8-10]。因此在开发骨科植入体时，首先应当考虑骨内电荷的空间分布，以构建具有功能特性的植入体。细胞与非生物材料的相互作用对控制细胞功能、生长和运动至关重要，这为生物相容性材料的设计提供了方向。在植入材料期间，材料表面暴露于血液、间质液和损伤的细胞外基质（ECM）中，许多蛋白质吸附在材料表面形成蛋白质复合层。其中，部分蛋白质含有与细胞表面整合素受体结合的特定氨基酸序列，从而影响细胞行为和基因表达。近年来，很多工作者研究了各种各样的材料，以此来证明材料的物理化学性质如何影响蛋白质吸附，进而影响细胞反应。在这些工作中，一部分人着眼于细胞与纳米颗粒的相互作用，另一些人研究了材料疏水性对细胞的影响或特定基底的表面电位对细胞的影响。

另一方面，为避免趋电性引起的细胞长程迁移[11,12]，骨植入体的开发应在微米尺度构建用于促进骨再生的电场。哺乳动物的细胞表面存在细胞膜天然屏障，功能带电表面产生的电刺激可通过细胞膜表面的离子通道、受体配体作用等引起胞内新陈代谢和信号转导的变化[12]。近年来，也有将生物活性压电材料成功植入生物体内（如将纳米发电机作为植入型电源，为植入生物器械进行供电以及作为生物传感器用于监测体内外电机械生理作用[13,14]）的报道。但到目前为止，尚未有研究构建仿生细胞尺度的功能压电区用以促进成骨分化。

基于上述研究基础,本研究选取生物相容性良好的无铅压电材料铌酸钾钠($K_{0.5}Na_{0.5}NbO_3$,KNN)作为压电植入体用于骨组织工程[15]。一方面将 KNN 引入仿生设计,极化后的压电陶瓷内部束缚电荷定向排列,表面的束缚电荷能对体液中的异种电荷成分产生定向吸附,有利于吸附各种生物分子,从而影响细胞行为。另一方面,KNN 晶格中的原子的偏移可引发结合电荷和表面电场[16],可模拟胶原纤维引发体内电场,从而构建 KNN 表面微米级压电功能区,并利用该功能区形成的细胞尺度电场调控细胞行为。为改变 KNN 的局域压电性,本研究选用计算机程序控制的聚焦激光束对设计区域进行选区辐照,引发微区相组成和成分的变化,进而改变微区的压电特性。从 KNN 的不同表面与环境物质相互反应的示意图(图 5-1)可知,阴离子和带负电荷的蛋白质等被吸附到 KNN 正极面,形成蛋白质层(图 5-1a);阳离子,特别是钙离子,选择性吸附到负极面,从而形成正电荷离子层,该离子层反过来促进蛋白吸附和细胞增殖(图 5-1b);无机离子、氨基酸以及蛋白质漂浮或附着于非极化 KNN 陶瓷表面(图 5-1c)。从微区铌酸钾钠压电陶瓷(MPZ)的构建及其与细胞之间的相互作用(图 5-2)可知,天然骨的压电胶原纤维图案可以产生带正电的表面用于构建骨内的电场微环境,其具有与原始的铌酸钾钠压电性相当的没有激光辐照的 KNN(PK)区域,而激光辐照的 KNN(LK)区域,具有较差的压电性。极化后 PK 区域相比 LK 区域产生更多的正电荷,从而在陶瓷表面产生电场,由于仿生微区铌酸钾钠压电陶瓷的微区电场而引发干细胞成骨分化。

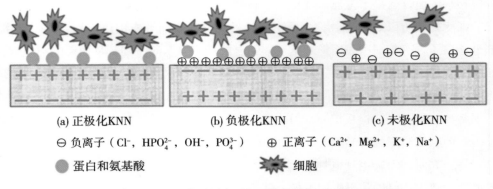

　　(a) 正极化KNN　　　　　　(b) 负极化KNN　　　　　　　(c) 未极化KNN

⊖ 负离子（Cl^-,HPO_4^{2-},OH^-,PO_4^{3-}）　　⊕ 正离子（Ca^{2+},Mg^{2+},K^+,Na^+）

● 蛋白和氨基酸　　　　　　　　　　　✹ 细胞

图 5-1　KNN 三种不同表面与环境物质相互反应的示意图

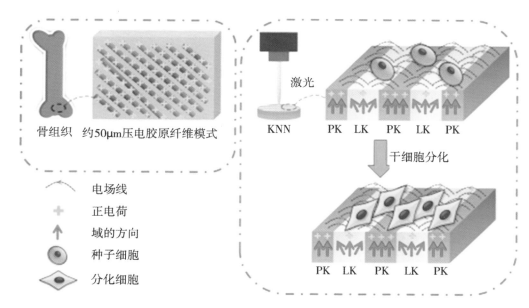

图 5-2　构建微区铌酸钾钠压电陶瓷(MPZ)及其与细胞之间的相互作用

5.2　铌酸钾钠生物压电材料的制备

5.2.1　铌酸钾钠压电陶瓷的制备

1. 铌酸钾钠陶瓷粉的制备

本研究采用传统高温固相法制备铌酸钾钠陶瓷粉。首先将 500 mL 聚四氟乙烯球磨罐洗涤干净，干燥后待用。然后称取颗粒级配良好的玛瑙研磨球 200 g 放入球磨罐中，用量筒量取 250 mL 无水乙醇加入到研磨罐中，最后按照铌酸钾钠（$K_{0.5}Na_{0.5}NbO_3$）分子式中的摩尔比换算为 Nb_2O_5、Na_2CO_3、K_2CO_3 粉料的质量比，用电子天平按比例依次称取，混合于聚四氟乙烯球磨罐中。实验前，三种原料需在烘箱中干燥一段时间，除去吸收的水分。用行星式球磨机在 250 r/min 的转速下球磨 10 h，然后转移至 1000 mL 烧杯中，静置沉淀一段时间后，吸取上清液并放入 80℃烘箱中干燥 24 h，取出固体转移至坩埚中，在马弗炉燃烧，保温 2 h，得到铌酸钾钠陶瓷粉。

2. 铌酸钾钠陶瓷片的制备

按质量称取 8% PVA 黏结剂添加入制备的铌酸钾钠陶瓷粉末中，研磨并过 80 目筛，重复三次以获得流动性较佳的铌酸钾钠陶瓷造粒。使用电子天平称取一定量造粒后的铌酸钾钠陶瓷颗粒，随后用手扳式压片机在 20 MPa 的压力下使铌酸钾钠陶瓷片初步成形，最后用密封袋抽真空封装，使用等静压机在 200 MPa 的压力下等静压 30 min 获得铌酸钾钠陶瓷片。为了尽可能去除添加的黏结剂，使得到的陶瓷更加致密均匀，将铌酸钾钠陶瓷片埋在有氧化铝陶瓷粉末的坩埚中，放入高温马弗炉，并分别在 400℃、900℃、1080℃保温 2 h。静压及烧结过程中将陶瓷粉体制备成直径为 10 mm、厚度为 3 mm 的陶瓷片，将烧结后的陶瓷片用 2000 目及 3000 目的砂纸在抛光机上进行打磨、抛光。随后使用去离子水超声洗涤 15 min，烘干备用。

3. 铌酸钾钠陶瓷片的极化以及压电常数测量

极化是铌酸钾钠陶瓷具备压电性的必要工艺。将陶瓷片置于极化装置上进行直流极化处理，通过改变极化时间和极化电压获得具有不同压电常数的铌酸钾钠压电陶瓷。

将极化后的铌酸钾钠陶瓷片经超声清洗，烘干后用 d_{33} 压电常数仪测量其压电常数。其操作步骤如下：打开 d_{33} 压电常数测量仪电源开关，先预热半个小时；然后用仪器自带的标准样品校准仪器参数；最后将样品夹在两测量极柱之间，通过极柱上的旋钮调节极柱间距，使样品刚好夹紧，等待数据稳定后，记录显示器上的实验数据；测量下一个样品时，为了避免人为误差，不再通过旋钮调节样品的松紧，而是通过按压底座上表面的弹性板直接换样。

铌酸钾钠压电陶瓷制备的工艺流程如图 5 - 3 所示。

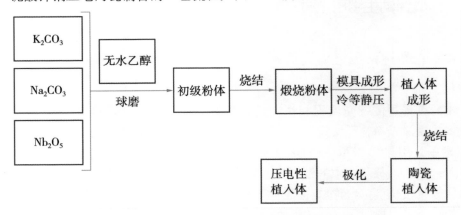

图 5 - 3　铌酸钾钠压电陶瓷制备的工艺流程图

5.2.2　微区铌酸钾钠压电陶瓷的制备

采用 5.2.1 小节中未极化的铌酸钾钠陶瓷片作为基体，对陶瓷片一面进行激光辐照加工（激光功率为 3.0 W，扫描速度 100 mm/s）。在 5 kV/cm 的条件下进行极化。激光辐照加工面极化为正极化面。用于后续试验的实验组包括极化的铌酸钾钠（KNN）、极化微区铌酸钾钠压电陶瓷（MPZ）和羟基磷灰石（HA）。

5.3　铌酸钾钠生物压电材料的结构与组成

　　1. 铌酸钾钠陶瓷的形貌以及物相表征

　　采用 SEM 和 EDS 技术对铌酸钾钠陶瓷的形貌、成分进行分析，结果如图 5 – 4 所示。从扫描电镜图（图 5 – 4a）可以看出，合成的铌酸钾钠陶瓷表面呈现出疏松多孔的形貌。从能量色散光谱图（图 5 – 4b）可知，含有的主要元素为 K、Na、Nb 和 O。疏松多孔的表面是由于在陶瓷制备过程中加入了高分子黏结剂，烧结过程中高分子黏结剂被除去，留下细小的空洞，形成粗糙的表面，这样的结构更有利于陶瓷作为植入体与体液接触。

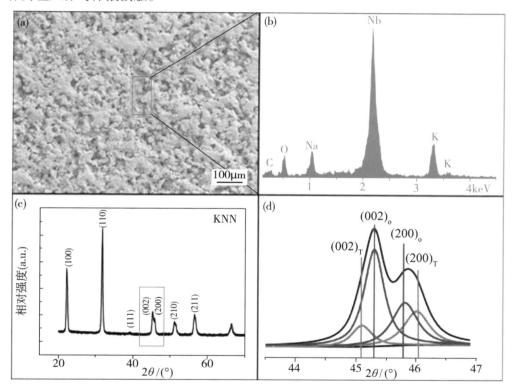

图 5 – 4　铌酸钾钠陶瓷的形貌、成分以及 X 射线衍射（XRD）分析
（a）扫描电镜图；（b）能量色散光谱图；（c）（d）X 射线衍射成分分析及 2θ 从 44.2°到 47°拟合细节图

　　采用 X 射线衍射（XRD）技术对铌酸钾钠陶瓷的物相进行分析，发现钙钛矿相对应的衍射峰已经形成，根据 Jade 5.0 软件可以得到图 5 – 4 中所标出的晶体学指数，确定合成的铌酸钾钠陶瓷是四方相（tetragonal，P4mm）和正交相（orthorhombic，Amm2）的两相共存（图 5 – 4c）。此外，通过计算 $I_{(002)}/I_{(200)}$ 的比例也可确定两相的共存。当这个比值为 1：2 时，晶体呈现单一的四方相；而当比值变为 2：1 时，晶

体则表现为单一的正交相(斜方相)。通过计算,实际 $I_{(002)}/I_{(200)}$ 的大小约为 1.496,介于 1 和 2 之间,所以也可定性地判断两相共存。通过(002)峰和(200)峰的拟合图(见图 5 – 4d)进行定量计算,得到共存四方相的含量(V_T)% 和正交相的含量(V_0)% 分别为 39 ± 3 和 61 ± 5,计算公式如下成[62,86]:

$$V_{\mathrm{T}} = \left[I_{(002)\mathrm{T}} + I_{(200)\mathrm{T}} \right] \Big/ \left[I_{(002)\mathrm{T}} + I_{(200)\mathrm{T}} + I_{(002)_\mathrm{o}} + I_{(200)_\mathrm{o}} \right] \qquad (5-1)$$

$$V_{\mathrm{o}} = \left[I_{(002)_\mathrm{o}} + I_{(200)_\mathrm{o}} \right] \Big/ \left[I_{(002)\mathrm{T}} + I_{(200)\mathrm{T}} + I_{(002)_\mathrm{o}} + I_{(200)_\mathrm{o}} \right] \qquad (5-2)$$

式中,$I_{(002)\mathrm{T}}$,$I_{(200)\mathrm{T}}$,$I_{(002)_\mathrm{o}}$ 和 $I_{(200)_\mathrm{o}}$ 分别代表四方相(002)峰和(200)峰以及正交相(002)峰和(200)峰的积分强度。计算结果如表 5 – 1 所示。

表 5 – 1　　混合粉末 700℃煅烧后的结构参数

温度/℃	O 相晶格参数			T 相晶格参数	
	a/Å	b/Å	c/Å	$a = b$/Å	c/Å
700	3.9722	5.6297	5.7667	3.9969	3.9889

2. 铌酸钾钠陶瓷热分析

采用热重(TG)和差热分析(DTA)技术对铌酸钾钠陶瓷的热分析,可以看出碳酸钾、碳酸钠和五氧化二铌混合物的总质量随着温度升高而减少;当温度加热到 700℃左右,混合物的总质量稳定,不再随着温度升高而减少(图 5 – 5a),热重曲线上存在四个质量损失峰,依次在 82℃、185℃、362℃和 491℃发生,总的质量损失百分比为 11.30%。这四个质量损失峰与差热曲线上的吸热峰——对应(图 5 – 5b)。在 82℃对应自由水,185℃对应结晶水,362℃对应 $AHCO_3$ 分解为 A_2CO_3(A 为 K^+ 或 Na^+),400℃至 600℃的较窄温度范围内,对应于 A_2CO_3 的分解;约 500℃~680℃的区域是由于在 650℃时形成最大质量损失的钙钛矿结构。

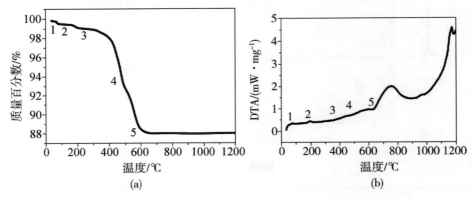

图 5 – 5　K_2CO_3、Na_2CO_3 以及 Nb_2O_5 混合物热分析

(a)热重(TG)曲线;(b)差热分析(DTA)曲线

3. 微区铌酸钾钠压电陶瓷激光辐照区成分变化

本研究利用传统的压力成形和烧结的方法制备铌酸钾钠陶瓷,通过聚焦激光束对铌酸钾钠压电陶瓷表面进行选区激光辐照,将该区域的压电陶瓷由高压电性相转变为低压电性的相,最终在铌酸钾钠陶瓷表面形成周期性排布的低压电相微区和高压电相微区。当以适当功率的激光辐照铌酸钾钠陶瓷时,陶瓷可以吸收激光热量快速转变为微区热量,引起微区温度升高,引发元素和相组成的变化[17]。在3W激光功率作用下,可形成连续的激光作用相转变区,且激光作用区宽度最窄(约25 μm),后续研究选用该激光功率作为样品制备功率(图5-6a)。激光扫描的策略主要影响激光作用区的空间分布,借助于先进的CAD控制软件,激光可以选择性地对铌酸钾钠陶瓷表面的微区进行热作用。此外,通过设计复杂的激光扫描策略可以获得多种不同空间分布的激光作用区。在优化的激光加工工艺条件下,选择平行扫描的激光扫描策略进行微区铌酸钾钠压电陶瓷样品制备。

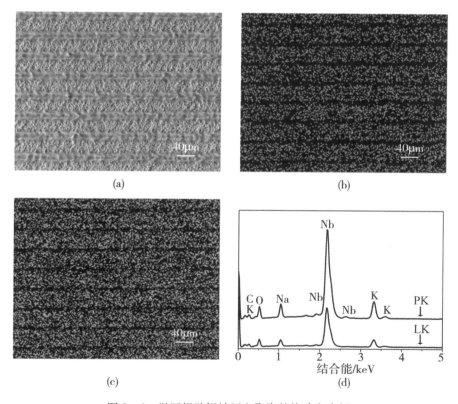

图5-6 微区铌酸钾钠压电陶瓷的构建和表征
(a)扫描电镜图;(b)(c)面扫描能谱图;(d)能量色散光谱图

要研究激光对铌酸钾钠表面微区域压电性能产生的影响,则首先需要分析激光对铌酸钾钠的成分分布的影响。本研究采用EDS分析激光作用后样品表面的成分分布。微区铌酸钾钠压电陶瓷的面扫描能谱图显示，激光作用区域材料表面钠钾元素的含量明显低于激光未扫描区域的含量(图5-6b、c)。激光作用区与未作用区的 EDS 谱图(图5-6d)进一步证明激光作用造成钠钾元素的挥发，其中两区域钠元素的质量分数挥发前后分别为 6.30% 和 5.56%，而钾元素则为 5.95% 和 4.58%。这是由于聚焦激光束可以瞬间产生高能量对微区进行加热，同时由于钠钾元素的沸点较低，会在激光热作用下快速挥发，其反应式为：

$$2M_M^* + \frac{1}{2}O_2 \xrightarrow{\triangle} M_2O \uparrow + 2V_M' + 2h^*$$

式中，M 代表碱金属元素(Na 和 K)，而 V 和 h 分别代表空穴和电子。碱金属的挥发将会影响 LK 区的压电性[18]。

4. 微区铌酸钾钠压电陶瓷激光辐照对微区物相组成的影响

铌酸钾钠压电陶瓷的压电性能与其物相组成密切相关，四方相和正交相两相的比例决定了其压电性，但是由于四方相和正交相具有相近的晶格常数，因此两者的特征峰易出现重叠现象。本研究采用 XRD 对未激光辐照的铌酸钾钠和激光辐照整个表面的铌酸钾钠陶瓷的物相组成进行了表征，结果表明两种样品均包含铌酸钾钠陶瓷的基本特征峰[19](图5-7)，为确定两样品的相组成，进一步对(002)和(200)特征峰进行分析，结果表明对于正交相，其(I_{002}/I_{200})比率大约为 2∶1；而对四方相，比率大约为 1∶2[15,20]。本研究中制备的铌酸钾钠压电陶瓷的(200)和(002)峰具有相似的比率，表明四方相和正交相共存。然而，对于激光辐照的铌酸钾钠，(200)峰比(002)峰低得多，表明激光作用后四方相更明显。上述结果表明激光辐照引起铌酸钾钠微区的相转变。大量研究证明，正交相和四方相的混合相的压电性能要高于单独四方相[15]，因此激光诱导微区相变造成激光辐照区的压电性能高于原始铌酸钾钠区的压电性。

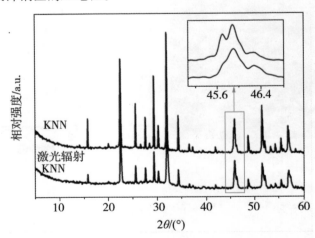

图5-7　未激光辐照和激光辐照整个表面的铌酸钾钠陶瓷的 XRD 图谱

5.4 铌酸钾钠生物压电材料的电学特性

1. 极化电压对于铌酸钾钠压电陶瓷表面电势的影响

在材料表面随机选取 3 个 500 nm × 500 nm 区域，采用扫描开尔文探针显微镜（SKPM）对铌酸钾钠压电陶瓷正极化面、负极化面和未极化面的电势大小进行检测，结果如图 5 - 8 所示。正极化面、负极化面和未极化面的极化常数分别为 +93 pC/N、−93 pC/N 和 0 pC/N，对应的电势大小分别为 171 mV ± 9 mV，49 mV ± 5 mV 和 90 mV ± 8 mV。这表明，高压极化改变了铌酸钾钠压电陶瓷的表面电势，陶瓷表面电势随正极化增大，随负极化降低[21]。这可从钙钛矿晶体自发极化的角度来进行解释，为了保证晶体能量处于最低的稳定状态，钙钛矿晶体中会出现若干个小区域，每个小区域的晶胞自发极化成相同的方向，但是邻近区域之间的自发极化方向则不同。自发极化方向一致的区域称为电畴或铁电畴。一般而言，压电陶瓷在极化以前，各晶粒内存在着许多自发极化方向不同的电畴，分布紊乱，陶瓷的内部极化强度为零。多畴晶体在足够高的直流电场作用下发生选择性偏转，自发极化方向和电场方向一致的电畴不断增多，而自发极化方向和电场不一致的电畴则不断减少，最后整个晶体由多畴变为单畴，自发极化方向与电场方向一致时压电陶瓷极化。经极化后，外电场变为零，各晶粒的自发极化在一定程度上按原电场方向取向，陶瓷内的极化强度不再为零，并且以电偶极矩的形式表现出来，即内部会产生束缚电荷，在陶瓷的一端出现正束缚电荷，而在另一端出现负束缚电荷。由于束缚电荷的作用，在陶瓷的电极面上吸附外界的自由电荷，这些自由电荷与陶瓷片内的束缚电荷符号相反而数值相等。

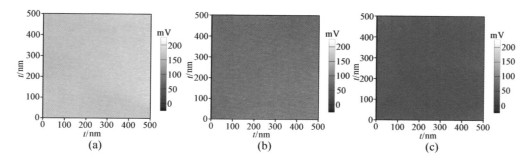

图 5 - 8 三种不同极化程度 KNN 陶瓷表面电势图

(a) 正极面的表面电势图；(b) 未极化面的表面电势图；(c) 负极面的表面电势图

2. 微区铌酸钾钠压电陶瓷激光扫描作用区压电性能

为直接表征激光扫描引起的微区压电性能变化，本研究采用压电力显微镜（PFM）对铌酸钾钠压电陶瓷和激光辐照整个表面的铌酸钾钠样品的压电性能进行测试,结果如图5-9所示。其中铌酸钾钠压电陶瓷样品(图5-9a)和表面激光全扫描铌酸钾钠压电陶瓷样品(图5-9b)在极化电压分别为1V和5V时出现共振峰,表明激光作用区(LK)比激光未扫描区(PK)样品具有更高的压电性。从铌酸钾钠的垂直PFM振幅图(约220 pm)(图5-9e)和表面激光全扫描铌酸钾钠的垂直PFM振

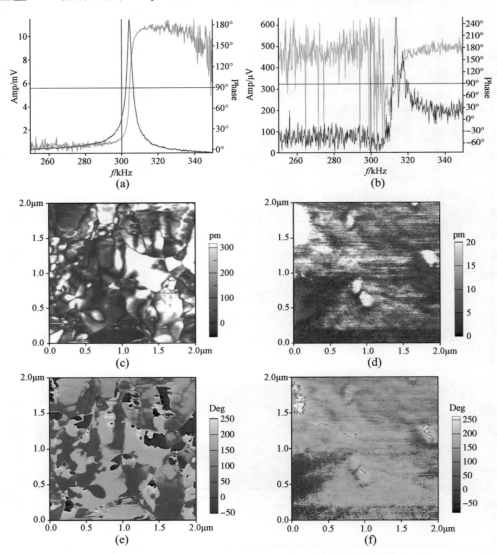

图5-9 压电力显微镜分析微区铌酸钾钠压电陶瓷的压电性能

(a)和(b)铌酸钾钠压电陶瓷样品和表面激光全扫描铌酸钾钠压电陶瓷样品
在极化电压分别为1V和5V时的共振峰;

(c)和(d)铌酸钾钠(～220 pm)和激光辐照铌酸钾钠(～6 pm)垂直PFM振幅图;

(e)和(f)PK和LK样品的垂直PFM相图

幅图(约 6 pm)(图 5 - 9d)以及 PK 和 LK 的垂直 PFM 相图(图 5 - 9e、f)可以看出,未辐照的铌酸钾钠压电陶瓷样品具有更好的压电性。铌酸钾钠压电陶瓷样品可得到标准的压电材料的共振峰,而激光辐照整个表面的铌酸钾钠陶瓷样品在较高的电压下得到的共振峰仍然较差,这表明铌酸钾钠压电陶瓷的压电性要高于激光辐照后的样品。铌酸钾钠压电陶瓷样品的振幅图(图 5 - 9c、d)和 PFM 相图(图 5 - 9e、f)相符,证明其有良好的压电响应性。铌酸钾钠压电陶瓷和激光辐照整个表面的铌酸钾钠陶瓷样品在 1 V(AC)和 5 V(AC)的压电平均振幅分别为约 220.2 pm 和约 6.2 pm,该结果证明原始的铌酸钾钠压电陶瓷具有更优异的压电性,并且铌酸钾钠压电陶瓷样品比激光辐照后的样品压电性更强[22,23];而上述两组样品分别对应于微区压电差异型植入体的激光未辐照和激光辐照区域。上述实验证明本研究成功在铌酸钾钠植入体表面构建出微区压电响应型的植入体。

3. 极化电压对于微区铌酸钾钠压电陶瓷的微区电场的影响

前面通过 PFM 检测已验证激光作用区与未作用区的压电性差异,为了进一步确定相邻区域的表面电势差异,本研究通过开尔文显微镜来检测激光辐照(LK)和未辐照(PK)的边界区域的表面电势,其结果如图 5 - 10 所示。KPFM 表面电势图表明,激光辐照区域的表面电势比未辐照区域的表面电势低约 120 mV,微区铌酸钾钠压电陶瓷样品的激光作用区(LK)和激光未扫描区(PK)的 KPFM 图像显示,两者之间存在约 59 mV 的表面电势差,从而进一步证明了极化后激光辐照区与未辐照区域存在表面电势差异,导致在植入体表面形成微区电场。上述的表面区域电势差主要由激光辐照区和未辐照区域的压电性能差异而造成两区域电畴取向的不同,进而影响压电陶瓷的表面电势。

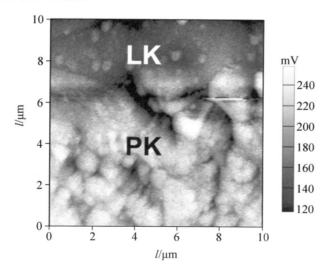

图 5 - 10 微区铌酸钾钠压电陶瓷相邻区域的 KPFM 表面电势图

5.5　铌酸钾钠生物压电材料的生物学应用

5.5.1　微区铌酸钾钠生物压电材料调控类骨矿物沉积

　　为研究微区铌酸钾钠压电陶瓷表面微区电场对类骨矿物沉积能力的调控作用，课题组将微区铌酸钾钠压电陶瓷及其对照组样品浸入模拟体液中进行仿生矿化，在矿化 4 d 后用扫描电镜观察其结果，如图 5 - 11 所示。结果表明，极化的铌酸钾钠压电陶瓷表面类骨矿物的沉积能力较差，几乎没有类骨矿物沉积，而微区铌酸钾钠压电陶瓷表面不同区域均有类骨矿物沉积，并且激光辐射区域磷矿物比非激光辐射区更密集；磷灰石激光辐射区的表面矿物覆盖压电陶瓷表面的原始晶粒，表面更加平坦，与羟基磷灰石陶瓷表面沉积的类骨矿物相比，微区铌酸钾钠压电陶瓷表面沉积的类骨矿物的晶粒更加细小。采用 EDS 技术分析样品表面沉积类骨矿物的成分，结果如表 5 - 2 所示。从表中数据可知，微区铌酸钾钠压电陶瓷表面的 LK 区域的钙磷含量均低于 PK 区，但都高于极化的铌酸钾钠陶瓷（KNN），且 KNN 表面不存在钙沉积。上述研究结果表明，微区铌酸钾钠压电陶瓷表面的微区电场对类骨矿物的沉积具有促进作用，且由于表面电荷较高，该样品形核速率较快、晶粒细小[24]。

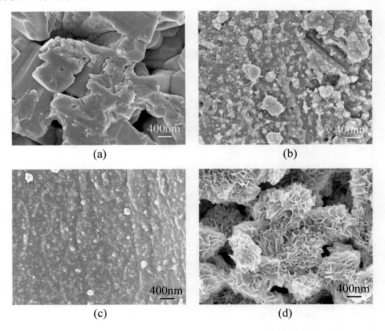

图 5 - 11　微区铌酸钾钠压电陶瓷在模拟体液中矿化后的扫描电镜图
（a）极化铌酸钾钠；（b）微区铌酸钾钠压电陶瓷 PK 区域；
（c）微区铌酸钾钠压电陶瓷 LK 区域；（d）羟基磷灰石（HA）

表5-2 样品浸入模拟体液中4d后的能谱图数据

(%)

元素原子	KNN	PK	LK
Na	7.35	6.53	2.30
P	0.10	0.43	0.14
K	8.02	7.08	3.40
Ca	0.00	0.16	0.11

5.5.2 微区铌酸钾钠生物压电材料调控细胞的行为

1. 铌酸钾钠压电陶瓷表面电荷对蛋白吸附的影响

每一种蛋白质或者氨基酸都会存在一个等电点(pI, isoelectric point)。氨基酸或蛋白质的等电点是指氨基酸或蛋白质在溶液中发生解离，且生成阳离子和阴离子的趋势相等，所带静电荷为零，呈电中性时的溶液 pH 值。当外界溶液的 pH 大于或小于两性离子的 pI 值时，都会使两性离子释放质子带负电或两性离子质子化带正电，当达到等电点时蛋白质或氨基酸在溶液中的溶解度最小。为了证明铌酸钾钠压电陶瓷表面电荷对蛋白吸附的影响，本研究组人员选取了牛血清白蛋白(BSA)作为模型蛋白研究极化电荷的影响，其等电点为4.7，因此在 pH 为 7.4 的缓冲溶液中呈负电性[25]。

相比未极化的铌酸钾钠(KNN)压电陶瓷表面，BSA 在正极化面和负极化面的吸附量都要高(图 5-1)。根据 BSA 蛋白的等电点，在 PBS 中呈负电性，其应该在正极化面吸附最多，负极化面吸附最少。这是因为正极化面内正束缚电荷会由于静电吸引作用，吸引带负电的 BSA 蛋白以及溶液中的 HCO_3^- 和 OH^-。另一种机理认为，BSA 蛋白会在溶液中吸引 K^+ 和 Na^+ 等阳离子形成 Stem 双电层而使表面带正电荷，而正极化面正束缚电荷也会吸引溶液中的 HCO_3^- 和 OH^- 阴离子形成 Stem 双电层，表面带负电荷，这种偶极-偶极相互作用将会吸引 BSA 蛋白更多地吸附到正极化面。无论上述哪一种机理，均不能完美地解释本研究的结果。在这种情况下，本研究组提出离子聚集机理。所谓离子聚集机理，指的是反离子主导筛选，导致材料表面带有过量的共离子，从而使抗衡离子的聚集占主导地位。在本研究结果中(见图 5-12)，正极化面和负极化面均表现出比非极化表面增强的蛋白质吸附，其结果可以解释为双电层中的离子聚集[26-28]。当 KNN 浸入 BSA 溶液中时，负电性 BSA 蛋白选择性吸附在正电性 KNN 表面上。在 KNN 负电荷表面上，阳离子(K^+、Na^+)被紧密吸引，导致带正电荷的离子层的存在，然后吸收负的 BSA。此外，据报道，当蛋白被吸附到带电固体表面上时，其将经历构象变化[29,30]，这也影响了吸附量。虽然对构象变化的理解尚不足够，但已经表明，表面电荷对该过程有很大的影响[29,30]。

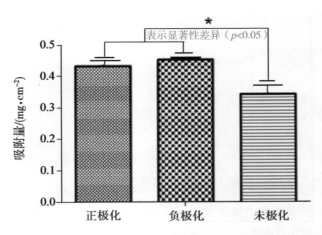

图 5 - 12　材料表面牛血清蛋白(BSA)吸附结果

2. 铌酸钾钠压电陶瓷表面电荷对成骨细胞的影响

为研究铌酸钾钠压电陶瓷表面对成骨细胞的影响,本研究小组采用活细胞染色实验和 CCK8 分析技术来深入研究小鼠的骨髓间充质干细胞(BMSCs)在样品表面的细胞增殖情况,其结果如图 5 - 13 所示。实验结果表明,相比未极化铌酸钾钠(KNN)压电陶瓷表面,正极化和负极化 KNN 压电陶瓷表面具有优异的促进成骨细胞增殖的性能。一般认为,与正极化面和未极化表面相比,细胞增殖在负极化面增长较快,这种机理归因于双电层形成过程中异性无机离子的结合,即阳离子(Mg^{2+}、Ca^{2+})筛选带负电性的表面,而阴离子(HCO_3^-,HPO_4^{2-})筛选带正电性的表面,而与 HPO_4^{2-} 不同,Ca^{2+} 被认为有利于成骨细胞的黏附,因为它能吸附细胞培养基中负电性的蛋白,然后给细胞膜上的蛋白(如钙黏蛋白)提供位点,从而有利于黏附。但是本实验的结果显示,细胞增殖性能在正极面和负极面都得到了提高,即使两种表面电荷密度一样,上述机理也不能很好地解释本实验结果,因此,我们认为可从离子聚集的机理来解释。模拟生理环境的培养基含有不同的化学物质,它们接触和吸附在 KNN 陶瓷表面上的机会可认为是均等的,然而,培养基中的带电团可以被 KNN 的表面电荷排斥或吸引。KNN 浸入细胞培养基中时,大多数蛋白质由于等电点小于 6[31,32],基本都是负电性的,在生理条件下负电性蛋白质被选择性地吸附在正电性 KNN 表面上,形成有助于细胞黏附的蛋白质层;在负 KNN 表面,阳离子包括 Ca^{2+} 离子,通过从细胞培养基吸引带负电荷的蛋白来促进成骨细胞黏附[33],并向细胞的跨膜蛋白中的结合位点提供 Ca^{2+},从而有助于细胞在该表面上的黏附和增殖;与负极表面和正极表面相比,假设非极化表面是中性的,无机离子、氨基酸和蛋白质漂浮在溶液中,则无法附着在非极化 KNN 上,只能通过静电效应吸引细胞,但细胞尺寸(10 ~ 20 μm)大于非极化中的正或负区域(几百纳米)[34],导致静电效应的吸引非常困难。

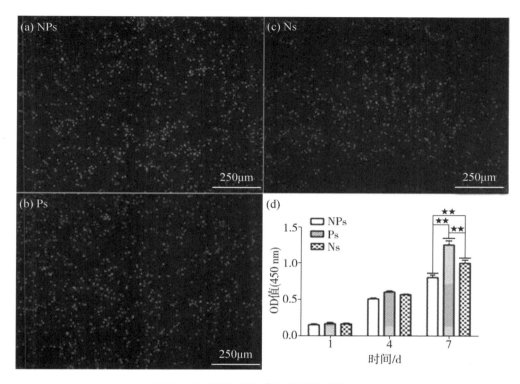

图 5 – 13 KNN 压电陶瓷表面的细胞活力
（a）未极化表面（NPs）；（b）正极化表面（Ps）；（c）负极化表面（Ns）；
（d）CCK-8 分析（★★表示显著性差异 $p < 0.01$）

3. 微区铌酸钾钠生物压电材料的细胞毒性

为确定仿生微区铌酸钾钠压电陶瓷是否可以诱导和促进成骨分化和骨再生，本研究制备两组对照样品，一组为极化的铌酸钾钠压电陶瓷（KNN），另一组为骨的基本组成成分，且广泛应用于骨修复材料的羟基磷灰石（HA）。在进行细胞接种之前，所有的铌酸钾钠和微区铌酸钾钠压电陶瓷样品都经过外加电场极化，以达到与天然骨相匹配的压电性能[35]。首先采用死活细胞染色分析方法对样品表面的死细胞和活细胞进行染色观察，分析铌酸钾钠和微区铌酸钾钠压电陶瓷样品的细胞毒性，其结果如图 5 – 14 所示。从样品表面培养骨髓间充质干细胞 2 d 的死活细胞染色荧光显微镜图可以看出，极化铌酸钾钠样品表面有少量死细胞存在（图 5 – 14a），而微区铌酸钾钠压电陶瓷和 HA 样品表面基本无死细胞（图 5 – 14b、c），这表明微区铌酸钾钠压电陶瓷样品不具有细胞毒性，进一步观察荧光图片发现，铌酸钾钠和微区铌酸钾钠压电陶瓷表面细胞的铺展面积明显大于 HA 表面细胞，这说明铌酸钾钠压电陶瓷具有促进细胞黏附的作用。

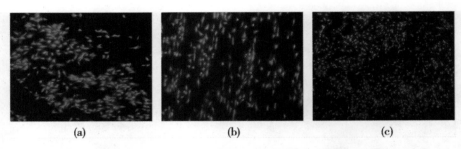

图 5 – 14　材料表面死活细胞染色荧光显微镜图
(a)极化铌酸钾钠；(b)微区铌酸钾钠压电陶瓷；(c)HA

4. 微区铌酸钾钠生物压电材料对成骨细胞的影响

为进一步研究铌酸钾钠生物压电材料对成骨细胞的影响，本课题组研究分析了小鼠的骨髓间充质干细胞(BMSCs)在样品表面的细胞增殖情况，结果如图 5 – 15 所示。从微区铌酸钾钠压电陶瓷和对照组表面 BMSCs 的骨架染色图(图 5 – 15a，b、c)可以看出，BMSCs 在微区铌酸钾钠压电陶瓷表面伸长并且排列规则，而 HA 表面的 BMSCs 的黏附面积较小。从图 5 – 15d 的 CCK – 8 分析可看出，在第 3 d，与微区铌酸钾钠压电陶瓷和铌酸钾钠相比，HA 显示出较高的细胞增殖能力。这表明，带电的铌酸钾钠和微区铌酸钾钠压电陶瓷对骨髓间充质干细胞的初期增殖过程具有一定的抑制作用[36-38]；但是，经过 5 d 的培养后，微区铌酸钾钠压电陶瓷和对照组的细胞数已经没有统计学差异，这表明微区铌酸钾钠压电陶瓷和极化铌酸钾钠表面细胞在培养 5 d 后都具有较好的增殖能力。为进一步分析细胞的形貌，在培养的第 3 d 利用荧光探针对细胞的微丝骨架进行荧光染色(见图 5 – 15a、b、c)，发现细胞骨架染色与死活细胞染色的结果吻合，带正电荷的微区铌酸钾钠压电陶瓷和极化铌酸钾钠组与 HA 组相比，表面的骨髓间充质干细胞具有相对较大的细胞黏附面积，表明带正电荷的表面能够促进细胞的黏附。同时可以看出，与铌酸钾钠表面细胞相比，微区铌酸钾钠压电陶瓷表面的细胞具有更大的长径比，进而使微区铌酸钾钠压电陶瓷表面细胞具有长梭形的细胞形态，并且沿着近平行激光作用的边界排列，这也说明空间分布的电场调控了细胞的形貌和伸展方向。在接种到微区铌酸钾钠压电陶瓷表面后，干细胞可以通过表面的带电蛋白和糖蛋白等感知微区电场并产生内生性的生物电信号用于调控细胞黏附[11,12]。细胞形貌、合适的长径比和细胞骨架的方向都将对干细胞之后的分化产生影响[39]。

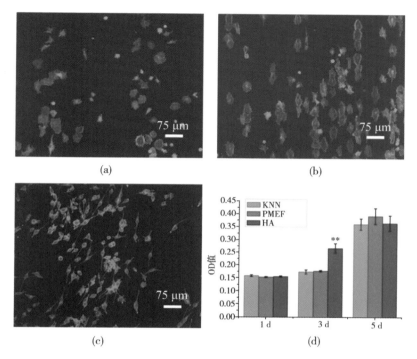

图 5 – 15　材料表面 BMSCs 的细胞骨架染色荧光图

(a)极化铌酸钾钠(KNN)；(b)微区铌酸钾钠压电陶瓷(PMEF)；(c)HA；

(d)CCK – 8 分析(＊ ＊ 表明存在统计学差异，$p < 0.01$)

5. 微区铌酸钾钠生物压电材料对干细胞成骨分化的影响

为检测微区铌酸钾钠压电陶瓷对 BMCSs 分化的影响，本研究在细胞生长培养基中培养，以排除成骨诱导液的影响。利用试剂盒对样品表面培养的细胞的碱性磷酸酶水平进行检测，并且进行碱性磷酸酶染色，其结果如图 5 – 16 所示。在细胞培养到第 7 d 时，与 HA 组相比，微区铌酸钾钠压电陶瓷和铌酸钾钠组 ALP 的表达显著增强，表明在无成骨诱导成分的条件下，两种带电的表面都可以增强 BMSCs 的成骨分化。此外，在第 7 d 时，微区铌酸钾钠压电陶瓷的 ALP 活力大约比铌酸钾钠高两倍。这表明微区铌酸钾钠压电陶瓷可以模拟骨的电场微环境促进干细胞成骨分化。

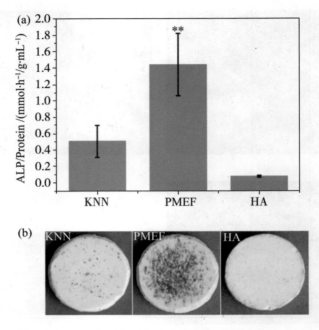

图 5 – 16　微区铌酸钾钠压电陶瓷对 BMCSs 分化的影响

(a)ALP 活性检测；(b)ALP 酶染色

5.5.3　微区铌酸钾钠生物压电材料的体内成骨性能

本研究构建的微区压电响应性结构可模拟动物骨组织的空间特异性压电性能，将起到促进细胞黏附、增殖和体外成骨分化的作用。为进一步研究其成骨性能，采用微区铌酸钾钠压电陶瓷和对照组(极化 KNN、HA)植入动物骨缺损处进行了比对实验。为便于进行比较，采用陶瓷加工工艺和激光处理条件将样品加工成直径 3 mm 的圆柱形。极化后，样品分别植入到新西兰大白兔的股骨髁，将带正电的表面植入到靠近骨髓腔的位置，植入 4 周后收集植入材料的股骨，并使用 micro-CT 分析样品。从 micro-CT 的三维重建图像结果(图 5 – 17a ～ c)来看，微区铌酸钾钠压电陶瓷样品能显著诱导骨再生(三维构建过程总新生骨设置为粉红色，植入体设置为黄色)。在体内微环境中，由于生物体的微动和振动等，在微区铌酸钾钠压电陶瓷样品的表面将存在一个动态的微区电场，正如体内骨胶原纤维形成的电场一样[40,41]，动态微区电场显著促进了体内骨的再生。从植入体周围的骨组织的组织切片 HE 染色涂片(图 5 – 17a_1 ～ c_1)和背散射扫描电子图(图 5 – 17a_2 ～ c_2)可以看出，与极化铌酸钾钠和 HA 相比，微区铌酸钾钠压电陶瓷的表面覆盖了更多的新骨，且新生骨与微区铌酸钾钠压电陶瓷表面紧密结合，这再一次证明了微区铌酸钾钠压电陶瓷表面可以促进骨再生。已有研究表明，电刺激可以调控干细胞分化和骨再生[42]，然而尚无聚焦于模拟骨的微区压电响应特性为干细胞提供电学刺激而促进骨再生的报道。本研究表明，微区铌酸钾钠压电陶瓷可以模拟天然骨的空间特异性压电性，当其植入到骨缺损处后，微区铌酸钾钠压电陶瓷可以作为动态的微区压电场源模拟骨胶原纤维的压电性而构建基本的骨压电微环境。该电生理微环境将对细胞膜表面带电蛋白等产生作用，从而调控干细胞分化，促进成骨。

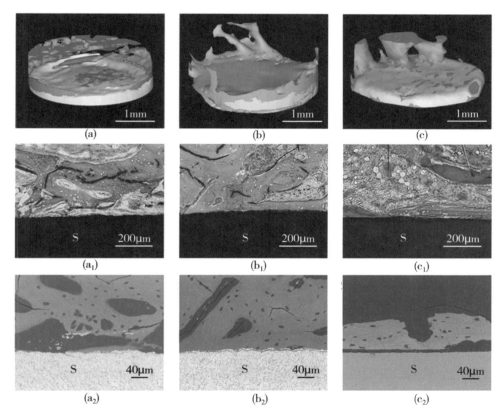

图 5-17 植入 4 周后微区铌酸钾钠压电陶瓷表面的成骨分析

（a）～（c）分别为极化铌酸钾钠、微区铌酸钾钠压电陶瓷、HA 的 micro-CT 三维重建图像；
下标 1 为骨组织的组织切片 HE 染色涂片；下标 2 为背散射扫描电子图

参 考 文 献

[1] Feng J Q, Yuan H P, Zhang X D. Promotion of osteogenesis by a piezoelectric biological ceramic [J]. Biomaterials, 1997, 18(23): 1531-1534.

[2] Shamos M H, Lavine L S, Shamos M I. Piezoelectric effect in bone[J]. Nature, 1963, 197:81.

[3] Wieland D C, Krywka C, Mick E, et al. Investigation of the inverse piezoelectric effect of trabecular bone on a micrometer length scale using synchrotron radiation[J]. Acta Biomater, 2015,

25：339 - 346.

[4] Marino A, Becker R O. Piezoelectric effect and growth control in bone[J]. Nature, 1970, 228 (5270)：473 - 474.

[5] Minary-Jolandan M, Yu M F. Uncovering nanoscale electromechanical heterogeneity in the subfibrillar structure of collagen fibrils responsible fbr the piezoelectricity of bone[J]. Acs Nano, 2009, 3(7)：1859 - 1863.

[6] Nair A K, Gautieri A, Chang S W, et al. Molecular mechanics of mineralized collagen fibrils in bone[J]. Nature Communications, 2013, 4.

[7] Palmer L C, Newcomb C J, Kaltz S R, et al. Biomimetic systems for hydroxyapatite mineralization inspired by bone and enamel[J]. Chemical Reviews, 2008, 108(11)：4754.

[8] Nakajima K, Zhu K, Sun Y H, et al. KCNJ15/Kir4. 2 couples with polyamines to sense weak extracellular electric fields in galvanotaxis[J]. Nature Communications, 2015, 6.

[9] Hess R, Jaeschke A, Neubert H, et al. Synergistic effect of defined artificial extracellular matrices and pulsed electric fields on osteogenic differentiation of human MSCs[J]. Biomaterials, 2012, 33 (35)：8975 - 8985.

[10] Song B, Gu Y, Pu J, et al. Application of direct current electric fields to cells and tissues in vitro and modulation of wound electric field in vivo[J]. Nature Protocols, 2007, 2(6)：1479 - 1489.

[11] Cohen D J, Nelson W J, Maharbiz M M. Galvanotactic control of collective cell migration in epithelial monolayers[J]. Nature Materials, 2014, 13(4)：409 - 417.

[12] Allen G M, Mogilner A, Theriot J A. Electrophoresis of cellular membrane components creates the directional cue guiding keratocyte galvanotaxis[J]. Current Biology, 2013, 23(7)：560 - 568.

[13] Qi Y, Mcalpine M C. Nanotechnology-enabled flexible and biocompatible energy harvesting [J]. Energy & Environmental Science, 2010, 3(9)：1275 - 1285.

[14] Wang Z L, Song J H. Piezoelectric nanogenerators based on zinc oxide nanowire arrays [J]. Science, 2006, 312(5771)：242 - 246.

[15] Wang K, Yao F Z, Jo W, et al. Temperature-insensitive (K, Na) NbO$_3$-based lead-free piezoactuator ceramics[J]. Advanced Functional Materials, 2013, 23(33)：4079 - 4086.

[16] Ahn C H, Rabe K M, Triscone J M. Ferroelectricity at the nanoscale：local polarization in oxide thin films and heterostructures[J]. Science, 2004, 303(5657)：488 - 491.

[17] Lu J P, Lim X, Zheng M R, et al. Direct laser pruning of CdSxSel-x Nanobelts en Route to a multicolored pattern with controlled functionalities[J]. Acs Nano, 2012, 6(9)：8298 - 8307.

[18] Lin D M, Kwok K W, Chan H L W. Effect of alkali elements content on the structure and electrical properties of(K$_{0.48}$ Na$_{0.48}$ Li$_{0.04}$)(Nb$_{0.90}$ Ta 0. 04 Sb$_{0.06}$) lead-free piezoelectric ceramics [J]. Journal of the American Ceramic Society, 2009, 92(11)：2765 - 2767.

[19] 周佳骏. 铌酸钾钠基无铅压电陶瓷的相结构和性能调控[D]. 北京：清华大学, 2012.

[20] Bortolani F, Del Campo A, Fernandez J F, et al. High Strain in(K, Na)NbO$_3$-based lead-free piezoelectric fibers[J]. Chemistry of Materials, 2014, 26(12)：3838 - 3848.

[21] Tan G, Wang S, Zhu Y, et al. Surface-selective preferential production of reactive oxygen species on piezoelectric ceramics for bacterial killing[J]. Acs Applied Materials & Interfaces, 1944, 8

（37）：24306 – 24309.

[22] Fu D W, Cai H L, Liu Y M, et al. Diisopropylammonium bromide is a high-temperature molecular ferroelectric crystal[J]. Science, 2013, 339(6118)：425 – 428.

[23] Li L L, Lu L, Wang Z G, et al. Anatomy of vertical heteroepitaxial interfaces reveals the memristive mechanism in $Nb_2 O_5$-$NaNbO_3$ thin films[J]. Scientific Reports, 2015, 5：9229.

[24] Lu X, Leng Y. Theoretical analysis of calcium phosphate precipitation in simulated body fluid [J]. Biomaterials, 2005, 26(10)：1097 – 1108.

[25] Tarafder S, Banerjee S, Bandyopadhyay A, et al. Electrically polarized biphasic calcium phosphates：adsorption and release of bovine serum albumin[J]. Langmuir the Acs Journal of Surfaces & Colloids, 2011, 26(22)：16625.

[26] Bazant M Z, Thornton K, Ajdari A. Diffuse-charge dynamics in electrochemical systems [J]. Physical Review E Statistical Nonlinear & Soft Matter Physics, 2004, 70(2)：021506.

[27] Kilic M S, Bazant M Z, Ajdari A. Steric effects in the dynamics of electrolytes at large applied voltages. Ⅰ. double-layer charging[J]. Physical Review E Statisticel Nonlinear & Soft Matter Physics, 2007, 75(1)：135 – 145.

[28] Carville N C, Collins L, Manzo M, et al. Biocompatibility of ferroelectric lithium niobate and the influence of polarization charge on osteoblast proliferation and function[J], Journal of Biomedical Materials Research Part A, 2015, 103(8)：2540 – 2548.

[29] Lehnert M, Gorbahn M, Rosin C, et al. Adsorption and conformation behavior of biotinylated fibronectin on streptavidin-modified TiOX surfaces studied by SPR and AFM[J]. Langmuir, 2011, 27(12)：7743 – 7751.

[30] Rapuano B E, Macdonald D E. Surface oxide net charge of a titanium alloy modulation of fibronectin-activated attachment and spreading of osteogenic cells[J]. Colloids and Surfaces B – Biointerfaces, 2011, 82(1)：95 – 103.

[31] Tan F, Xu X, Deng T, et al. Fabrication of positively charged poly(ethylene glycol)-diacrylate hydrogel as a bone tissue engineering scaffold[J]. Biomedical Materials, 2012, 7(5)：055009.

[32] Hartvig R A, Van de Weert M, Ostergoard J, et al. Protein adsorption at charged surfaces：the role of electrostatic interactions and interfacial charge regulation [J]. Langmuir, 2011, 27(6)：2634.

[33] Ohgaki M, Kizuki T, Katsura M, et al. Manipulation of selective cell adhesion and growth by surface charges of electrically polarized hydroxyapatite [J]. Journal of Biomedical Materials Research, 2015, 57(3)：366 – 373.

[34] Chen J H, Hwang B H, Hsu T C, et al. Domain switching of barium titanate ceramics induced by surface grinding[J]. Materials Chemistry & Physics, 2005, 91(1)：67 – 72.

[35] Ha S W, Jang H L, Nam K T, et al. Nano-hydroxyapatite modulates osteoblast lineage commitment by stimulation of DNA methylation and regulation of gene expression[J]. Biomaterials, 2015, 65：32 – 42.

[36] Zhou Y, Wong C O, Cho K J, et al. Membrane potential modulates plasma membrane phospholipid dynamics and K-Ras signaling[J]. Science, 2015, 349(6250)：873 – 876.

[37] Levin M. Large-scale biophysics: ion flows and regeneration[J]. Trends in Cell Biology, 2007, 17(6): 261 – 270.

[38] Wang C C, Lu JN, Young TH. The alteration of cell membrane charge after cultured on polymer membranes[J]. Biomaterials, 2007, 28(4): 625 – 631.

[39] Yao X, Peng R, Ding J D. Cell-material Interactions revealed via material techniques of surface patterning[J]. Advanced Materials, 2013, 25(37): 5257 – 5286.

[40] Ribeiro C, Parssinen J, Sencadas V, et al. Dynamic piezoelectric stimulation enhances osteogenic differentiation of human adipose stem cells[J]. Journal of Biomedical Materials Research Part A, 2015, 103(6): 2172 – 2175.

[41] Ribeiro C, Moreira S, Correia V, et al. Enhanced proliferation of pre-osteoblastic cells by dynamic piezoelectric stimulation[J]. RSC Advances, 2012, 2(30): 11505 – 11509.

[42] Sundelacruz S, Levin M, Kaplan D L. Membrane potential controls adipogenic and osteogenic differentiation of mesenchymal stem cells[J]. Pios One, 2008, 3(11): e3737.